Bach-Blüten

Wissenschaftliche Beratung:
Dr. med. Thomas Ortner-Bach

© 1995 Bechtermünz Verlag GmbH, Eltville/Rhein
Umschlaggestaltung: Atelier Axel Weber, Wiesbaden
Zeichnungen: Sascha Wuillemet, München
Gesamtherstellung: Maasburg GmbH, München
Druck: New Interlitho Italia SpA, Mailand
ISBN 3 86047 083 3

Bach-Blüten

Therapie für Körper und Seele

Ute York

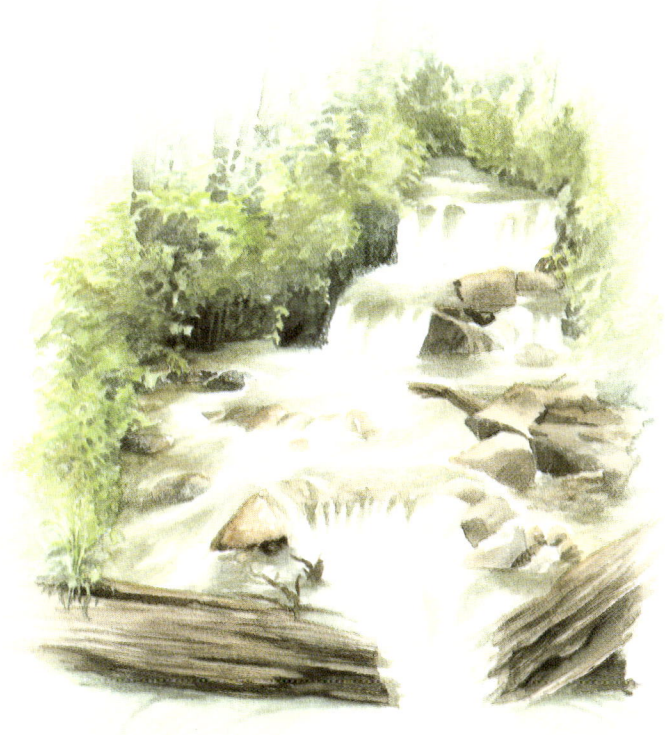

BECHTERMÜNZ

Inhalt

Sie interessieren sich also für Bach-Blüten…

… weil Sie durch irgend jemand neugierig geworden sind: Vielleicht hat ein Kollege versichert, er sei damit seine chronische Allergie losgeworden. Oder Ihre Freundin schwört darauf, seitdem sie mit Hilfe von Bach-Blüten die quälende Eifersucht überwunden hat, die fast ihre Ehe zerstört hätte. Vielleicht hat auch eine Nachbarin berichtet, daß sich ihre Kinder wesentlich seltener streiten, seitdem sie ihnen Bach-Blüten gibt. Und der intelligente, aber von Ängsten geplagte Sohn von Bekannten soll das Abitur nur deshalb bestanden haben, weil er vor den Prüfungen ein Mittel namens Rescue eingenommen hat, das auf deutsch Notfalltropfen heißt und ebenfalls zu den Bach-Blüten-Remedies gehört. Und, fast das Beste daran: Erfunden und entwickelt hatte diese Wundermittel nicht etwa ein dubioser Quacksalber, sondern ein hochseriöser und angesehener britischer Arzt.

Nun wollen Sie mehr wissen, um zu erfahren: Wäre das nicht vielleicht auch etwas für Sie? Bach-Blüten – schon das Wort klingt so heiter, so heil. Ganz anders als die komplizierten, leblosen Produktnamen der regulären pharmazeutischen Industrie. Wer weiß, vielleicht gelingt es mit Hilfe dieser geheimnisvollen Blüten, auf sanfte Art auch Ihre Probleme zu lösen oder Beschwerden zu lindern, möglicherweise sogar die, an denen Ihr Hausarzt schon so lange ergebnislos herumlaboriert…

Das ist in der Tat gut möglich. Bevor Sie sich jedoch nun allzu euphorisch in die Bach-Blüten-Therapie stürzen, sollten Sie zunächst einmal erfahren, was Bach-Blüten *nicht* sind.

Was Bach-Blüten alles nicht sind

• Bach-Blüten sind keine Medizin im klassischen Sinne, auch wenn sie derzeit noch nach dem deutschen Arzneimittelgesetz als solche verkauft werden müssen. (Das hat kommerzielle Gründe, auf die hier nicht näher eingegangen werden soll).
• Sie sind keine Alternative für eine medikamentöse Behandlung, sondern allenfalls eine wichtige Ergänzung.

• Sie enthalten keinerlei pharmakologische Wirkstoffe, die nach herkömmlichen Vorstellungen auch nur das Geringste gegen Krankheiten ausrichten können. Mehr noch:

• Sie bekämpfen gar keine Krankheiten. Wenn Sie zum Arzt, Heilpraktiker oder Apotheker gehen und erklären: Ich habe Bronchitis, oder Kopfschmerzen oder Magenbeschwerden – welche Bach-Blüten könnten dagegen helfen? – dann wird jeder Arzt, Heilpraktiker oder Apotheker ratlos die Schultern hochziehen. Es gibt keine Bach-Blüten gegen Kopfschmerzen, gegen Bronchitis oder was auch immer Ihnen Probleme macht.

• Sie sind völlig ungeeignet für Menschen, die davon überzeugt sind, daß sie ihre Krankheit zufällig bekommen haben, und

• Sie haben nicht die geringste Wirkung bei Menschen, die glauben, daß sie für das Problem, das ihnen derzeit zu schaffen macht – ihre Scheidung, ihre Ehekrise, Kündigung oder der ewige Kleinkrieg mit den Kindern –, nicht verantwortlich sind.

Falls Sie nun enttäuscht sind, weil Sie sich von dem einen oder anderen Punkt aus dieser Liste angesprochen fühlen, nennen wir Ihnen nun die Fälle, für die Bach-Blüten geeignet sind und hervorragende Aussichten auf Erfolg haben:

Wo Bach-Blüten helfen können

• Wenn Sie den Verdacht – oder sogar die Überzeugung – haben, daß Ihrer Krankheit oder Ihrer Lebenskrise seelische Ursachen oder bestimmte Charaktereigenschaften und Verhaltensmuster zugrunde liegen, und Sie die Bereitschaft aufbringen, sich diesen Ursachen zu stellen.

• Wenn Sie akzeptieren können, daß Sie nicht zufällig krank geworden sind, sondern selbst die Verantwortung dafür tragen.

• Wenn Sie sich vorstellen können, daß es Ihrem Körper nur dann gutgehen kann, wenn es Ihrer Seele gutgeht.

• Wenn Sie sich nicht nur „kurieren" oder von Ihren Problemen befreien lassen wollen, sondern bereit sind, an sich selbst zu arbeiten, um sich selbst besser kennenzulernen.

• Wenn Sie akzeptieren können, daß ein Krankheitssymptom kein Feind ist, sondern im Gegenteil ein wohlmeinender (wenn auch schmerzhafter) Wegweiser zu einem tieferliegenden Problem.

Wenn Sie nun mit dem Kopf nicken und sagen: Das klingt zwar zunächst völlig verrückt, aber ich könnte mir trotzdem vorstellen, daß an diesen Aussagen etwas dran ist – dann haben Sie allerdings gute Aussichten, mit Hilfe der Bach-Blüten gesünder, leistungsfähiger und insgesamt zufriedener und ausgeglichener zu werden. Nicht etwa, weil Sie durch die Blüten-Essenzen Ihre Kopfschmerzen, Ihre Bronchitis oder Ihre Allergie loswerden, sondern oft ganz einfach deshalb, weil Sie diese Beschwerden nun nicht mehr brauchen. Nachdem Sie durch selbstkritisches Nachdenken (dabei dürfen Sie sich ohne weiteres helfen lassen) herausgefunden haben, welches seelische oder charakterliche Grundproblem die Ursache Ihrer Beschwerden ist, und mit Hilfe der richtig gewählten Bach-Blüten diese Disharmonie ausgeglichen haben – welchen Grund sollte Ihr Körper dann noch haben, Sie mit dem dazu passenden Symptom zu drangsalieren? Sie haben die Lektion ja auch so gelernt!

Sie meinen, so einfach kann das doch nicht sein? Es ist auch nicht einfach. Der Weg zur Selbsterkenntnis war schon immer der schwerste. Und es ist nur zu gut bekannt, daß wir allesamt mühelos den Splitter im Auge des anderen erkennen, aber nicht den Balken im eigenen. Trotzdem gibt es immer wieder, und immer mehr, Menschen, die diesen Weg der Heilung gehen (auf den verschiedensten Wegen – viele Wege führen nach Rom, wie wir wissen) und die dem Ziel allmählich näherkommen. Einer von denen, die uns auf diesem Weg schon ein Stück vorausgegangen sind, ist der britische Arzt Dr. Edward Bach. Seine Erkenntnisse über die Zusammenhänge zwischen seelischen Problemen und körperlichen Krankheiten und sein Bemühen, mit Mitteln, die die Natur bereithält, Linderung oder Heilung zu ermöglichen, führte schließlich zur sanften Revolution der Bach-Blüten-Therapie. Jeder, der sich ernsthaft bemüht, kann dadurch nur gewinnen. Wir wünschen Ihnen auf diesem Weg gutes Gelingen. Zumindest am Anfang sollten Sie sich von einem Arzt oder Heilpraktiker, der mit Bach-Blüten arbeitet, in die Therapie einführen lassen. Adressen von solchen Heilkundigen erfahren Sie über Ihre Apotheke oder auch über die nächstgelegene Volkshochschule. Die meisten bieten mittlerweile sogar schon eigene Bach-Blüten-Einführungskurse an.

Der ganzheitliche Weg zur Heilung: Behandle nicht die Krankheit, sondern den Menschen

Krankheit kann grausam sein oder auch nur lästig, schmerzhaft, qualvoll oder auch nur unbequem. In jedem Fall betrachten wir sie als Störung und setzen alles daran, sie mit Hilfe der Ärzte möglichst rasch wieder loszuwerden. Die moderne Schulmedizin hat in dieser Beziehung auch unbestreitbare Erfolge erzielt und einige Krankheiten besiegt, die vor nicht allzu langer Zeit noch zum sicheren Tode geführt haben. Aber die Krankheit selbst hat sie nicht ausmerzen können. Wir sind heute weder gesünder noch stabiler als vor hundert Jahren, und manchmal hat es sogar den Anschein, als ob die körperlichen Beschwerden, die durch die Entdeckungen der Naturwissenschaft ausgemerzt wurden, nun quasi durch die Hintertür als seelische Krankheiten wieder zurückkehren und uns schlimmer zu schaffen machen als je zuvor. Deshalb mehren sich in den letzten Jahren die Stimmen – auch aus den Reihen der Ärzte –, die sich enttäuscht von der etablierten Medizin abwenden und sich von alternativen Methoden bessere Aussichten auf Heilung erhoffen.

Das größte Interesse gefunden hat der sogenannte holistische Ansatz: Das bedeutet, kurz zusammengefaßt, folgendes:

• Die Krankheit wird nicht mehr isoliert gesehen, sondern ganzheitlich in ihrer Beziehung zum Menschen. Die Frage heißt nicht mehr in erster Linie: Was hat er denn? Sondern: Warum ist er krank?

• Die holistische Medizin befaßt sich nicht in erster Linie mit den Folgen der Krankheit, sondern mit ihren Ursachen. Im Idealfall erforscht sie sogar die geistigen, psychischen oder physischen Bedingungen, die eine Krankheit verhindern oder verkürzen können.

• Die Krankheit ist nicht länger ein Feind, den es möglichst rasch auszurotten gilt, sondern ein Hinweis auf tieferliegende seelische Konflikte.

• Krankheitssymptome werden nicht als zufällige, durch Viren, Bewegungsmangel oder falsche Ernährung verursachte Störung des Befindens angesehen, sondern als ernstzunehmende Indizien dafür, daß ein Mensch mit sich selbst nicht im reinen ist.

• Wirkliche Heilung, so der holistische Ansatz, ist nur dann möglich, wenn die seelischen Ursachen, die zur Krankheit führten, aufgedeckt und ebenso gründlich behandelt werden wie die körperlichen Symptome. In allen anderen Fällen kommt die Krankheit früher oder später zurück, entweder in der gleichen Form oder verkleidet in neuem Gewand. (Die Mediziner nennen das dann Symptomverlagerung.)

Diese Erkenntnis führte schließlich zu dem Credo, das Dr. Bach kurz vor seinem Tode formulierte und das die Überschrift für dieses Kapitel ist: Behandle nicht die Krankheit, sondern den Menschen.

Verschiedene Wege zum gleichen Ziel

Dr. Edward Bach war nicht der erste klassisch ausgebildete Schulmediziner, dem Zweifel am Sinn der modernen Wissenschaftsmedizin kamen. Hippokrates, Paracelsus und Samuel Hahnemann waren Ärzte, die bereits lange vorher verstanden hatten, daß das Kurieren von Krankheiten wenig mit echter Heilung zu tun hat. Samuel Hahnemann entdeckte im 18. Jahrhundert die Homöopathie, die sich allen Anfeindungen zum Trotz seit über zweihundert Jahren gegenüber der Schulmedizin behauptet hat und gerade in unserer Zeit immer mehr Anhänger findet.

Andere Ärzte suchen durch Naturheilverfahren, Kräutermedizin und Mineralien zumindest teilweise die verlorengegangene Nähe zur Natur des Heilens wiederherzustellen. Dies sind, kurz zusammengefaßt, die verschiedenen Ansätze:

So wirkt Homöopathie
Homöopathie basiert auf der Beobachtung, daß ein Wirkstoff, der, in großen Mengen verabreicht, in einem gesunden Menschen bestimmte Krankheitssymptome hervorruft, bei einem kranken Menschen, der die gleichen Symptome hat, diese Beschwerden erleichtern oder zum Verschwinden bringen kann.

Um Vergiftungen zu vermeiden, wurden und werden noch heute homöopathische Mittel in minimalen Dosen verabreicht. Dabei zeigte sich: je stärker die Verdünnung, desto größer die Wirkung. Als Folge der hohen Verdünnung, verbunden mit einer bestimmten Technik des Verschüttelns – in der Homöopathie als Potenzierung bezeichnet – führen die Mittel zu keiner der in der Pharmazie bekannten Nebenwirkungen. Wichtigster Grundsatz der Homöopathie ist, daß der gesamte Mensch behandelt wird. Seine körperlichen Merkmale werden ebenso in die Behandlung einbezogen wie seine Charaktermerkmale und seine seelische Situation. Da jeder Mensch auf seine Krankheit anders reagiert, ist es möglich, daß Menschen mit dem gleichen Krankheitsbild verschiedene homöopathische Mittel bekommen.

Umgekehrt wird – zur großen Verblüffung vieler Patienten – das gleiche Mittel zur Behandlung verschiedener Krankheitsbilder eingesetzt: Eine Frau, die von ihrem Homöopathen ein Medikament gegen Magenbeschwerden bekommt, stellt zum Beispiel überrascht fest, daß ihr Mann das gleiche Mittel gegen seine Bronchitis einnehmen soll.

Ausführliche Forschungen haben nachgewiesen, daß Homöopathie, allen Spöttern zum Trotz, in vielen Fällen hohe Erfolge erzielt, die sich nicht mit psychologischer Wirkung (Placebo-Effekt) erklären lassen. Zu viele Babys und Tiere, denen man nicht unterstellen kann, daß sie an die Wirkung bestimmter Medikamente glauben, werden durch Homöopathie geheilt. Eine Umfrage in Großbritannien hat kürzlich ergeben, daß 80 Prozent der Patienten, die homöopathisch behandelt wurden, mit ihrer Behandlung zufrieden waren.

So wirkt Kräutermedizin
Kräutermedizin und Mineralstoffmedizin (beide werden heute meist als Naturheilmittel bezeichnet) wird seit Jahrtausenden zur Behandlung von Krankheiten verwendet. In der Tat war sie bis zur Erfindung chemischer Substanzen vor kaum mehr als 100 Jahren die einzige Art von Medizin. Sie beruhte auf der bekannten und erprobten Heilwirkung bestimmter Pflanzen und Mineralien bei bestimmten Krankheiten. Im Gegensatz zur Homöopathie und zu der Bach-Blüten-Therapie wird bei der Naturheilkunde jedoch nicht generell der Mensch in seiner Gesamtheit gesehen. Trotzdem ist diese Art der Heilkunde in unserer Zeit hoch geschätzt, weil sie uns sanfter, natürlicher und menschlicher vorkommt.

So wirken Bach-Blüten
Bach-Blüten-Essenzen werden zwar auch aus den Blüten wildwachsender Pflanzen gewonnen, haben aber trotzdem nichts mit Naturheilkunde zu tun. Sie unterscheiden sich von ihr in zwei grundsätzlichen Punkten:

• Bach-Blüten-Essenzen stammen nicht von Pflanzen, die für ihre Heilkraft bekannt sind. Sie werden nicht gegen die Beschwerden selbst eingenommen, sondern gegen die negativen Grundstimmungen und Charaktereigenschaften, die nach Ansicht von Dr. Bach und im Prinzip auch von den anderen Vertretern der holistischen Sichtweise zum Ausbruch der Krankheit führen können.

• Sie wirken ausschließlich auf der feinstofflichen Ebene. Langanhaltende Sorgen, Probleme, Schwierigkeiten höhlen, wie wir alle wissen, einen Menschen aus. Er fühlt sich aus dem Gleichgewicht geworfen, niedergeschlagen, und in der Folge werden die natürlichen Abwehrkräfte des Körpers geschwächt, sein Energiefeld ist gestört. Mit Hilfe der Energien wildwachsender Pflanzen kann die Lebensenergie wieder frei fließen. Innerer Frieden und Harmonie werden wiederhergestellt, und oft ist der Körper dann in der Lage, sich selbst zu heilen.

11

Wie die Bach-Blüten
entdeckt wurden

Dr. Edward Bach, dessen Namen seine Kollegen immer als „Bätsch"
aussprachen, wurde im Jahre 1886 geboren. Er begann seine unge-
wöhnliche Laufbahn zu Beginn des Jahrhunderts als ganz normaler
Medizinstudent. Seinen Professoren an der Elite-Universität Cambridge
fiel er allenfalls dadurch auf, daß ihn die Krankheiten selbst viel weniger interessierten als die seelische Situation der Menschen, die unter
diesen Krankheiten litten. Schon damals hatte er die Vermutung, daß
zwischen beidem ein Zusammenhang bestand. Und so verbrachte der
junge Bach viele Stunden am Krankenbett seiner Patienten, um herauszufinden, was die wirkliche Ursache ihres Leidens war. Der Ge-
danke, daß viele Krankheiten seelische Ursachen haben, ist uns heute
schon so vertraut, daß wir an Dr. Bachs Arbeitsweise nichts Bemer-
kenswertes erkennen können. Aber damals, zu Beginn des Jahrhunderts, war das für die meisten Menschen – Ärzte wie Patienten – eine
unerhörte Idee. Schon bald entdeckte Bach merkwürdige Zusammenhänge. So fiel ihm bei seinen Gesprächen mit den Patienten zum
Beispiel auf, daß ein enger Zusammenhang zwischen Sorgen und Ma-
gengeschwüren zu bestehen schien („das ist mir auf den Magen ge-
schlagen"), zwischen Angst/Enge und Asthma („mir bleibt die Luft
weg"), zwischen Durchfall und Existenzangst („Schiß haben"), zwischen Herzkrankheiten und Mangel an Liebe („mir bricht das Herz").
Doch ehe er sich daran machte, diesen Zusammenhängen weiter nach-
zugehen, war es ihm wichtig, zunächst die orthodoxe Medizin zu be-
herrschen. Also spezialisierte er sich auf Bakteriologie, eine der trok-
kensten und „wissenschaftlichsten" Fachrichtungen überhaupt. Durch
seine weit überdurchschnittlichen Erfolge auf diesem Gebiet machte
er sich in wenigen Jahren einen Ruf als hervorragender Spezialist.

Bakteriengruppen – Wegweiser zur Bach-Blüten-Therapie

Bach entwickelte aus Darmbakterien Impfstoffe, die sich bei der Behandlung der verschiedensten Krankheiten (auch solcher, die gar nichts
mit dem Magen-Darm-Trakt zu tun hatten) als außerordentlich wir-

kungsvoll erwiesen. Doch trotz aller Erfolge störte ihn immer mehr, daß die Wissenschaftsmedizin lediglich die Krankheiten behandelte und sich gar nicht um die Seelen der kranken Menschen kümmerte, die seiner Ansicht nach eine Behandlung viel dringender brauchten.

Eines Tages kam Dr. Bach in Kontakt mit der Homöopathie – eine Richtung, die seinem Verständnis von Heilkunst näherkam als alles, was er zuvor kennengelernt hatte. Beeindruckt und neu motiviert, machte er sich daran, seine Bakterienimpfstoffe so zu verdünnen bzw. zu potenzieren, wie es den Methoden der Homöopathie entspricht, und stellte daraufhin fest, daß dieses Verfahren die Wirksamkeit seiner Mittel noch um vieles erhöhte.(Diese homöopathischen „Bachnosoden", die aus verschiedenen Bakteriengruppen der menschlichen Darmflora hergestellt werden, sind übrigens auch heute, mehr als 50 Jahre später, noch in den USA, in England und bei uns in Deutschland auf dem Markt). Eines Nachts machte er die wichtigste und für die Entdeckung der Bach-Blüten folgenschwerste Entdeckung:

Es gibt sieben Gruppen von Darmbakterien (aus denen er seine sieben „Bachnosoden" entwickelt hatte). Und es gibt sieben negative Gemütslagen, die diesen Hauptgruppen von Bakterien exakt entsprechen: Angst, Unsicherheit, mangelndes Interesse an der Gegenwart, Einsamkeit, Überempfindlichkeit für Einflüsse und Ideen, Mutlosigkeit und Verzweiflung und schließlich übertriebene Fürsorglichkeit für andere. Und sämtliche Patienten reagierten am besten auf die Bachnosode, die ihrem jeweiligen Gemütszustand entsprach – ganz gleich, unter welcher Krankheit sie litten.

Der Zusammenhang war so eindeutig, daß Dr. Bach seine Medikamente künftig nur noch nach Grundstimmung der Patienten verordnete, unabhängig von ihren körperlichen Beschwerden.

Als er über genügend Sicherheit und Erfahrung über die Zusammenhänge zwischen körperlichen Beschwerden und seelischen Ursachen verfügte, störte ihn nur noch eines. Seine Mittel waren zwar wirksamer als alles, was er früher verordnet hatte, aber sie wurden aus Bakterien hergestellt, stammten also nicht aus der Natur. „Ich wünschte, es wäre möglich, sieben Kräuter anstelle von sieben Bakteriengruppen anzubieten", sagte er. Und weil er davon überzeugt war, daß die Natur für alle körperlichen Beschwerden das passende Mittel bereithält, zog er, zunächst nur an seinen freien Tagen, aufs Land und machte sich daran, eine völlig neue Art von Heilmitteln zu entdecken.

13

Wie alle wirklich großen Ärzte hatte er zunächst eine Intuition – und dann den Mut, die Wirksamkeit der Mittel, die er auf diesem Wege fand, durch Selbstversuche zu testen. Für ihn gab es zwei Arten von Pflanzen: gewöhnliche Heilpflanzen, die medizinische Wirkstoffe enthielten, und solche mit göttlichen Heilkräften – Bach nannte sie „Pflanzen höherer Ordnung". Die erste Gruppe interessierte ihn nicht, die zweite um so mehr.

Die Geburtsstunde der Bach-Blüten

Diese besonderen Pflanzen enthielten (von wenigen Ausnahmen abgesehen) keinerlei nachweisbare medizinisch wirksame Bestandteile, dafür aber bestimmte energetische Schwingungen, die negative Gemütszustände offenbar auszugleichen vermochten. Auf diese Weise entdeckte er, nachdem er unzählige Pflanzen persönlich „getestet" hatte, als erste „Bach-Blüten" schließlich *Impatiens* (gegen Ungeduld) und *Mimulus* (gegen Angst vor bekannten Dingen). Bach stellte fest, daß die heilenden Schwingungen dieser wildwachsenden Pflanzen in ihrem Blütentau besonders rein und intensiv erhalten waren, und versuchte, diesen Effekt zu erzielen, indem er die frischen Blüten dieser Pflanzen für eine bestimmte Zeit in Quellwasser legte und dem Sonnenlicht aussetzte. Als feststand, daß es in der Tat möglich war, die heilenden Schwingungen auf das Wasser zu übertragen, war das die Geburtsstunde der Bach-Blüten. Welche anderen Pflanzen außer Mimulus und Impatiens noch solche heilenden Schwingungen besaßen, entdeckte er nach und nach auf rein intuitivem Weg: Dr. Bach, der jahrzehntelang nach streng wissenschaftlichen Methoden vorgegangen war, arbeitete künftig nicht mehr vorwiegend mit dem Kopf, sondern ließ sich von seiner Seele führen. Dabei nutzte er seine hohe Sensitivität: Er brauchte nur die Hand über eine Pflanze zu halten, um ihr Wesen und ihre Wirkung auf Körper, Geist und Seele zu spüren. Seine Kollegen, die die Anfänge seiner Therapie – nicht zuletzt wegen seiner hohen Erfolge – noch mit einem gewissen wohlwollenden Interesse verfolgt hatten, brachten ihm nun nur noch Verachtung entgegen und wandten sich völlig von ihm ab. Bach wurde von der gesamten Schulmedizin Londons geächtet. Weit davon entfernt, sich von der Ablehnung seiner Kollegen beeinflussen zu lassen, wandte er sich nun noch intensiver seiner neuen Therapieform zu und suchte unbeirrbar weiter nach Pflanzen, die, wie er es nannte, durch die Seele heilen. Als er die ersten 12 seiner insgesamt 38 Essenzen gefunden hatte, zog er sich, desillusioniert von der Reaktion seiner Kollegen, aus seiner erfolgreichen Praxis in Londons weltberühmter Mediziner-Straße „Harley Street" zurück und übersiedelte aufs Land nach Sotwell in der Nähe von Oxford. Dort, inmitten reiner Natur, widmete er sich nun vollständig der Vervollkommnung seiner Blüten-Therapie. Bald zeigte sich: Das Aufspüren der geeigneten Pflanzen, die er bisher dank seiner Intuition fast immer mühelos und wie zufällig entdeckt hatte, wurde nun oft zu einer wahren Tortur für ihn. Denn bevor er eine spezielle Pflanze bzw. Blüte aufspürte, litt er nun selbst ganz intensiv unter den psychischen Verstimmungen, die er mit der Blüte kurieren wollte – Streß, Neid, Panik, Ungeduld, Minderwertigkeitsgefühle etc. –, oft traten sogar die damit verbundenen körperlichen Beschwerden auf. Doch sobald er, von höheren Mächten geführt, die „richtige" Blüte in der Hand hielt (oder ein Blütenblatt auf die Zunge legte), löste sich sein seelischer Knoten fast auf der Stelle, und wenige Stunden danach ging es ihm auch körperlich wieder gut.

Auf diese Weise fand Dr. Bach nach und nach 37 Pflanzen – eine für jeden negativen Gemütszustand – und als 38. Mittel Rock Water, Wasser aus einer heilkräftigen Felsenquelle. Weil es weniger kompliziert ist, spricht man in der Therapie und auch in der Fachliteratur trotzdem immer von 38 „Blüten", und wir werden das hier auch so halten. Im Gegensatz zur Naturheilkunde, die von vielen Pflanzen Stiele, Wurzeln, Blätter und Blüten verwendet, schienen Dr. Bach nur die Blüten zu Heilzwecken geeignet: Sie wachsen über der Erde, sind Sonne, Wind, Licht und Luft ausgesetzt und enthalten in ihrem Inneren den Samen, der ihr Fortleben und ihren Fortbestand sichert.

Die Herstellung der Essenzen
Ursprünglich stellte Bach seine Blütenmittel nach dem Vorbild der Homöopathie durch Verschütteln und Verreiben her.

Doch obgleich er schon mit den nach dieser Methode entstandenen Mitteln erstaunliche Heilerfolge erzielte, war er mit dem Verfahren nicht glücklich. Er, der fest davon überzeugt war, daß die Natur für jede Krankheit ein Heilmittel parat habe, man müsse es nur finden, ruhte nicht eher, bis er in der Natur schließlich auch das Mittel entdeckte, das seine Essenzen nach seinen Vorstellungen zubereitete: die Kraft der Sonne. Er füllte eine Schüssel mit frischem Quellwasser, legte die voll erblühten Blüten dort hinein und stellte sie so lange ins volle Sonnenlicht, bis sie welk geworden waren. Das dauerte je nach Pflanze zwischen drei und sieben Stunden. Dann war mit Hilfe der Sonnenkraft die Seele der Pflanze, ihre gesamte kraftvolle und heilsame Energie, auf das Wasser übergegangen.

Die auf diese Weise entstandenen „Muttertinkturen" wurden verdünnt, mit Alkohol haltbar gemacht und schließlich in 10- ml-Fläschchen abgefüllt. Sie enthielten – und enthalten noch heute – die „Stock remedy", die konzentrierte Blütenessenz, die dann vor der Einnahme noch weiter verdünnt wird.

Eine Reihe der heilenden Pflanzen höherer Ordnung blühen jedoch so früh im Jahr, daß die Sonne noch nicht genügend Kraft besitzt, ihre Energie auf das Wasser in der Schüssel zu übertragen. Für diese Blüten ersetzte Bach schließlich die Kraft der Sonne durch die des Feuers. Die Pflanzen werden so lange in Wasser gekocht, bis die Blüten verwelkt sind und ihre Kraft an das Wasser abgegeben haben. Dann wird die Essenz gefiltert und anschließend nach dem gleichen Verfahren wie die nach der Sonnenmethode gewonnenen Konzentrate weiterbehandelt. So aufbereitet, decken die folgenden 38 Blütenessenzen nach Dr. Bach sämtliche Formen der sieben negativen Gemütszustände ab, die einen Menschen belasten und als Folge davon krank machen können: Angst, Unsicherheit, Einsamkeit, Lebensunlust und Überdruß, Überempfindlichkeit, Kummer und Verzweiflung sowie übertriebene Fürsorge für andere.

Bach-Blüten auf einen Blick

Dies sind die 38 Essenzen und, kurz zusammengefaßt, die disharmonischen oder problematischen Grundstimmungen und Seelenzustände, gegen die sie erfolgreich eingesetzt werden können:

Die Namen der Essenzen sind stets auf Englisch angegeben, auch auf dem deutschen Markt. Deshalb wird die Originalbezeichnung auch hier beibehalten. In Klammern finden Sie die ungefähre Aussprache.

1. Agrimony (*Ägrimouni*), Odermennig. Hauptgruppe: Überempfindlichkeit. Gegen das Gefühl: Ich muß immer lächeln und tapfer sein. Wie es drinnen aussieht, geht niemand etwas an!

2. Aspen (*Äspen*), Espe. Hauptgruppe: Angst. Gegen unerklärliche Vorahnungen. Das Gefühl: Das kann nicht gutgehen!

3. Beech (*Bihtsch*), Buche. Hauptgruppe: Übertriebene Fürsorglichkeit. Gegen Intoleranz und Kritiksucht. Das Gefühl: Die haben ja alle keine Ahnung!

4. Centaury (*ßentauri*), Tausendgüldenkraut. Hauptgruppe: Überempfindlichkeit. Gegen Willensschwäche. Das Gefühl: Ich werde immer ausgenutzt!

5. Cerato (*Sihrahto*), Bleiwurz: Hauptgruppe: Unsicherheit. Gegen den Mangel an Selbstvertrauen. Das Gefühl: Die anderen können alles besser!

6. Cherry Plum (*tschärriplamm*), Kirsch-Pflaume: Hauptgruppe: Angst. Gegen Mangel an Selbstbeherrschung und die Neigung zu Kurzschlußhandlungen. Das Gefühl: Gleich drehe ich durch!

7. Chestnut Bud (*Tschästnatbadd*), Kastanienknospe. Hauptgruppe: Mangelndes Interesse an den gegenwärtigen Lebensumständen. Gegen die Tendenz, immer wieder die gleichen Fehler zu machen. Das Gefühl: Ich lerne es sowieso nie!

8. Chicory (*Tschickori*), Wegwarte. Hauptgruppe: Übertriebene Fürsorglichkeit. Gegen die Neigung, geliebte Menschen völlig in Beschlag zu nehmen. Das Gefühl: Ich opfere mich für jemand auf. Aber ich tue es ja gern!

9. Clematis (*Klimahtis*), Waldrebe. Aus der Gruppe: Lebensunlust und Überdruß. Gegen geistige Abwesenheit, die Neigung, sich in Traumwelten zurückzuziehen. Das Gefühl: Das ist mir hier alles zu blöd!

10. Crab Apple (*Kräb-Äppel*), Holzapfel. Aus der Gruppe: Verzweiflung. Das Reinigungsmittel gegen Scham und Selbstekel. Das Gefühl: Ich komme mir so schmutzig vor!

11. Elm (*Älm*), Ulme. Aus der Gruppe: Verzweiflung und Angst, einer Aufgabe nicht gewachsen zu sein. Das Gefühl, Das schaffe ich sowieso nie!

12. Gentian (*Djäntiän*), Herbstenzian. Aus der Gruppe: Unsicherheit. Gegen Mutlosigkeit. Das Gefühl: Das hat doch alles keinen Zweck!

13. Gorse (*Gohrs*), Stechginster. Aus der Gruppe: Unsicherheit. Gegen Pessimismus. Das Gefühl: Ich werfe das Handtuch!

14. Heather (*Häser*). Aus der Gruppe: Einsamkeit. Gegen die Tendenz, sich selbst zu wichtig zu nehmen, stets im Mittelpunkt stehen zu wollen. Das Gefühl: Ich bin der Größte!

15. Holly (*Holli*), Stechpalme. Aus der Gruppe: Überempfindlichkeit. Gegen Haß, Eifersucht, Neid. Das Gefühl: Ich komme zu kurz!

16. Honeysuckle (*Hannißackel*), Geißblatt. Aus der Gruppe: Lebensüberdruß. Gegen Heimweh und die Neigung, immer in der Vergangenheit zu leben. Das Gefühl: Früher war alles viel besser!

17. Hornbeam (*Hornbihm*), Weißbuche oder Hainbuche. Aus der Gruppe: Unsicherheit. Gegen Fluchtgedanken und Unentschlossenheit. Das Gefühl: Nichts wie weg, ich kann einfach nicht mehr!

18. Impatiens (*Impehschens*), Springkraut. Aus der Gruppe: Einsamkeit. Gegen Ungeduld und Reizbarkeit. Das Gefühl: Das geht mir alles nicht schnell genug!

19. Larch (*Lartsch*), Lerche. Aus der Gruppe: Verzweiflung. Gegen Minderwertigkeitskomplexe. Das Gefühl: Ich bin das doch nicht wert!

20. Mimulus (*Mimjulus*), Gauklerblume. Aus der Gruppe: Angst. Gegen Schüchternheit und Ängstlichkeit. Das Gefühl: Bloß nicht ich!

21. Mustard (*Masterd*), Senf. Aus der Gruppe: Lebensüberdruß. Gegen grundlose Traurigkeit. Das Gefühl: Alles ist so trostlos!

22. Oak (*Ohk*), Eiche. Aus der Gruppe: Verzweiflung. Das Gefühl: Ich kann eigentlich nicht mehr!

23. Olive (*Olliv*), Olive. Aus der Gruppe: Lebensüberdruß. Gegen Energielosigkeit. Das Gefühl: Alles wächst mir über den Kopf!

24. Pine (*Pain*), Kiefer. Aus der Gruppe: Verzweiflung. Gegen übertriebe Schuldgefühle und die Neigung, sich jeden Schuh anzuziehen. Das Gefühl: Ich bin an allem schuld!

25. Red Chestnut (*Red Tschestnatt*), rote Kastanie. Aus der Gruppe: Übertriebene Fürsorglichkeit. Das Gefühl: Ich bin für alles und jedes zuständig und verantwortlich!

26. Rock Rose (*Rock Rous*), Gelbes Sonnenröschen. Aus der Gruppe: Angst. Gegen plötzlich aufkommende Angst. Das Gefühl: Hilfe – ich gerate in Panik!

27. Rock Water (*Rock Wooter*), Wasser aus einer Felsenquelle. Aus der Gruppe: Übertriebene Fürsorglichkeit. Gegen übertriebene Selbstdisziplin. Das Gefühl: Ich darf mir nichts gönnen!

28. Scleranthus (*Skleränßes*), einjähriger Knäuel. Aus der Gruppe: Unsicherheit. Gegen Stimmungsschwankungen und das Problem, sich nie oder nur sehr schwer entscheiden zu können. Das Gefühl: Was soll ich bloß machen?

29. Star of Bethlehem, (*Star of Bässlehem),* goldiger Milchstern. Aus der Gruppe: Verzweiflung. Gegen Herzeleid, Schock und Schmerz. Das Gefühl: Das kann ich nicht verkraften!

30. Sweet Chestnut (*Swiht Tschästnatt*), Eßkastanie. Aus der Gruppe: Verzweiflung. Das Gefühl: Mehr kann ein Mensch nicht ertragen, ich bin am Ende!

31. Vervain (*Vörwehn*), Eisenkraut. Aus der Gruppe: Übertriebene Fürsorglichkeit. Gegen Übereifer und Fanatismus. Das Gefühl: Ich muß die Welt ändern! Dafür lohnt es sich, auf die Barrikaden zu gehen!

32. Vine (*Wain*), Weinrebe. Aus der Gruppe: Übertriebene Fürsorglichkeit. Gegen Tyrannei und Intoleranz. Das Gefühl: Das weiß ich sowieso am besten!

33. Walnut (*Wolnatt*), Walnuß. Aus der Gruppe: Überempfindlichkeit. Gegen Unsicherheit beim Beginn einer neuen Lebensphase oder bei einem sonstigen wichtigen Neuanfang. Das Gefühl: Wie soll ich das wohl schaffen?

34: Water Violet (*Wohter Vaiolett*), Sumpfwasserfeder. Aus der Gruppe: Einsamkeit. Gegen falschen Stolz und Eigenbrötlerei. Das Gefühl: Ich bin mir selbst völlig genug!

35. White Chestnut (*Wait Tschästnatt*), Roßkastanie. Aus der Gruppe: Lebensüberdruß. Gegen Gedanken, die sich ständig im Kreis drehen, Zwangsvorstellungen, fixe Ideen.

36. Wild Oat (*Waild Out*), Waldtrespe. Aus der Gruppe: Unsicherheit. Gegen Ziellosigkeit. Das Gefühl: Ich habe keine Ahnung, in welche Richtung mein Leben gehen soll!

37. Wild Rose (*Waild Rous*), Heckenrose. Aus der Gruppe: Lebensüberdruß. Gegen Resignation und Apathie. Das Gefühl: Ich tue nichts, es hat sowieso keinen Zweck!

38. Willow (*Willou*), Weide. Aus der Gruppe: Verzweiflung. Gegen Haß und Bitterkeit. Das Gefühl: Immer ich, alle sind gegen mich!

39. Rescue (*Reskjuh*) Notfalltropfen. Eine Kombination aus Cherry Plum, Clematis, Impatiens, Rock Rose, Star of Bethlehem. Gegen Schock, Panik, Schreck, Aufregung.

Mit diesen 39 Mitteln aus sieben Gruppen werden nach Dr. Bach alle negativen Grundstimmungen abgedeckt. Dr. Bach hielt sein Werk für abgeschlossen. Ehe er wenig später – im Jahre 1936 – starb, bat er seine engsten Mitarbeiter, dafür Sorge zu tragen, daß an dieser Anordnung nichts geändert und nichts hinzugefügt würde. Lebensumstände, Zeiten mögen sich ändern, unsere emotionalen Grundstimmungen, unsere Lebensprobleme bleiben jedoch immer gleich.

Wie wirken Bach-Blüten?

Menschen, die stolz auf ihren rationalen Verstand sind, mögen über Bachs Theorien nun ebenso ungläubig den Kopf schütteln wie seine Kollegen von der Schulmedizin. Doch im Leben, und besonders wenn es um Heilung geht, stehen wir immer wieder vor Tatsachen, für die unsere Schulweisheit (noch) keine Erklärung hat. Dr. Bach selbst interessierte sich, ebenso wie übrigens seine immer zahlreicher werdenden dankbaren Patienten, nur am Rande dafür, **wie** seine Blüten wirkten. Ihm war nur wichtig, **daß** sie es taten. „Keine Wissenschaft, kein Wissen ist notwendig, abgesehen von den simplen Methoden, die hier beschrieben sind, und diejenigen, die den größten Nutzen aus diesem Gottesgeschenk ziehen, sind diejenigen, die es so rein halten, wie es ist, ohne Wissenschaft, ohne Theorien, denn alles in der Natur ist einfach." So schreibt er in seinen Werk „The Twelve Healers" – Die zwölf Heiler. (Als dieses kleine Buch 1933 erschien, hatte er erst 12 der insgesamt 38 Essenzen entdeckt, der Titel wurde trotzdem bis heute beibehalten, lediglich mit dem Zusatz „and other remedies" – und andere Heilmittel.) Für Bach war damit alles Wesentliche gesagt. Aber er, der jahrzehntelang selbst als engagierter Wissenschaftler tätig gewesen war, hatte trotzdem Verständnis für diejenigen, die eine ausführlichere Erklärung wünschen, und so fuhr er fort: „Bestimmte wildwachsende Blumen, Büsche und Bäume höherer Ordnung haben durch ihre hohe Schwingung die Kraft, unsere menschlichen Schwingungen zu erhöhen und unsere Kanäle für die Botschaften unseres spirituellen Selbst zu öffnen, unsere Persönlichkeit mit den Tugenden, die wir nötig haben, zu überfluten und dadurch die Mängel herauszuspülen, die unsere Leiden verursachen. Wie schöne Musik oder andere großartige, inspirierende Dinge sind sie in der Lage, unsere ganze Persönlichkeit zu erheben und uns unserer Seele näherzubringen. Dadurch schenken sie uns Frieden und befreien uns von unseren Leiden. Sie heilen nicht dadurch, daß sie die Krankheit direkt angreifen, sondern dadurch, daß sie unseren Körper mit schönen Schwingungen unseres Höheren Selbst durchfluten, in deren Gegenwart die Krankheit hinwegschmilzt wie Schnee in der Sonne. Es gibt keine echte Heilung ohne eine Veränderung der Lebenseinstellung, des Seelenfriedens und des inneren Glücksgefühls."

Nun war Dr. Bach zweifellos ein renommierter Wissenschaftler, Philosoph und ein begnadeter, sensitiver Heiler, der zudem ein großes Wissen über esoterische Zusammenhänge besaß. Aber wer die esoterische Denkweise nicht kennt oder nicht akzeptieren kann oder will, dürfte nach dieser Erklärung etwa so klug sein wie zuvor. Einfacher ausgedrückt, läßt sich die Wirkung der Bach-Blüten so erklären:

Die wichtigste Voraussetzung für körperliche Gesundheit ist, wie Bach immer wieder betont hat, daß wir mit unseren Gefühlen in Harmonie sind. Verläuft die Schwingung zwischen Körper, Geist und Seele harmonisch, so ist für Krankheit kein Raum. Befinden wir uns jedoch über längere Zeit in einem negativen Gemütszustand, so kann es geschehen, daß als Folge davon das innere Gleichgewicht aus den Fugen gerät: Wir werden körperlich oder seelisch krank. Bekämpfen wir nun die Krankheit, wie wir es gewohnt sind, mit den allopathischen Medikamenten der pharmazeutischen Industrie, so stecken wir zwar viel Energie in diesen Kampf, erreichen im Grunde aber genau das Gegenteil von dem, was wir bezwecken: Die Krankheit, zunächst nur als kleine Warnung gedacht – "Achtung, da stimmt irgendetwas nicht!" –, wird, weil wir diesen Hinweis nicht verstehen, noch massiver, und die negative Energie, die eigentlich die Ursache der Krankheit war, bekommt noch zusätzliche Nahrung. Viel richtiger ist es, diese negative Energie mit positiver Energie – aus der gleichen Schwingungsebene – zu überfluten und damit auszugleichen. Genau das geschieht mit Hilfe der Blütenessenzen. Sie wirken über ihre jeweiligen Schwingungen direkt auf unsere Aura (so nennt man das feinstoffliche Energiefeld, das unseren Körper unsichtbar umhüllt). Die negative Schwingung Angst etwa, die durch einen Mangel an Selbstvertrauen verursacht wird, ist in ihrer positiven Form – Mut und Urvertrauen – in besonderem Maße in der Blütenessenz Cerato vorhanden. Der Mensch, der sich diese Energie von der Pflanze „leiht", kann die negative Energie ausgleichen und dadurch wieder ins Gleichgewicht kommen. Das ist auf verschiedenen Ebenen möglich:

• Sie können mit Hilfe der Bach-Essenzen **akute Mißstimmungen** (Prüfungsangst, Angst vorm Zahnarzt, vor einer Operation) beheben oder zumindest mildern (das sind die sog. akuten Blütenmittel).

• Sie können Bach-Blüten über einen längeren Zeitraum einnehmen, um **unerwünschte Charaktereigenschaften** zu korrigieren, die Ihnen immer wieder Probleme bereiten. (Das ist mit Hilfe der sogenannten konstitutionellen Blütenmittel möglich; mehr darüber auf Seite 28) Wenn Sie sich für einen Angsthasen halten, einen Zweifler, ewig unsicher sind, oder überheblich wirken, und Ihnen dieses Muster an sich immer wieder aufs neue begegnet, kann es mit Hilfe der Essenzen gelingen, die Schwäche in ihr Gegenteil zu verwandeln. Oft ist es möglich, daß eine Krankheit auf der Körperebene, die durch diese negative Grundstimmung bereits vorprogrammiert war, nach Arbeit auf der seelischen Ebene gar nicht zum Ausbruch kommt..

• Sie können die Essenzen einnehmen, um schneller wieder gesund zu werden, wenn die Krankheit schon ausgebrochen ist. Am besten **parallel zu einer medizinischen, homöopathischen oder psychotherapeutischen Behandlung.** Sie brauchen keine Angst zu haben, daß sich die Blüten mit Medikamenten nicht vertragen. Bach-Blüten wirken ausschließlich auf der feinstofflichen Ebene und können deshalb niemals in Konflikt mit anderen Therapieformen kommen. Im Gegenteil: Durch die gleichzeitige Zuwendung auf der körperlichen und auf der Seelenebene hat der Körper dann oft keinen Grund mehr, länger krank zu sein – also wird er gesund.

• Schließlich haben Sie noch die Möglichkeit, die Mittel **zur Selbsterfahrung** einzusetzen. Für diejenigen, die offen und ohne Widerstände beobachten, welche Gefühle die verschiedenen Blüten in ihnen auslösen (ohne daß sie sofort von etwas „kuriert" werden wollen), sind die Essenzen eine unschätzbare Hilfe.

Wann tritt die Wirkung ein?

Das ist schwer zu sagen, da der Therapieeffekt selten sofort eintritt. Bach-Blüten wirken nicht wie Aspirin, wo zehn Minuten nach der Einnahme die Kopfschmerzen beseitigt oder zumindest gemildert sind. In der Regel braucht man bei der Verwendung von Blütenessenzen ein wenig Geduld. Aber grundsätzlich kann man sagen: Je akuter ein Zustand, desto schneller setzt die Besserung ein. Eine richtig gewählte Mischung macht sich manchmal innerhalb weniger Stunden oder Tage bemerkbar. Aber die Wirkung ist oft so subtil, daß es den Patienten selbst gar nicht auffällt, wieviel besser sie sich fühlen. Doch wenn sie allmählich das Interesse an den Blüten verlieren und vergessen, sie regelmäßig einzunehmen, ist das nach Ansicht der meisten Bach-Therapeuten der beste Beweis dafür, daß die Blüten gewirkt haben.

Je grundsätzlicher, chronischer und tiefer verwurzelt ein Problem ist, desto länger dauert allerdings auch der Genesungsprozeß. Meist hat es Jahre gebraucht, bis sich das Symptom, das nun behandelt werden soll, im Gemüt eines Menschen gebildet hat. Und so macht es Sinn, daß ein wenig Zeit und Geduld erforderlich sind, bis man die ersten Fortschritte erkennen kann. Übrigens haben auch da die Bach-Blüten-Therapeuten eine erstaunliche Beobachtung gemacht: Je geringfügiger die Symptome, desto weniger bekommen die Patienten anfangs von der Wirkung mit. Erst in der Rückschau fällt ihnen auf, wie sehr sie sich zu ihrem Vorteil verändert haben!

Zwar reagieren alle Verwender individuell auf die Blüten, aber trotzdem haben die Therapeuten bei den „Anfängern" zwei typische Erstreaktionen beobachtet:

• Die Patienten reagieren erstaunlich schnell und außergewöhnlich positiv auf die erste Mischung. Allerdings hält die Wirkung nicht lange an. Darauf folgt eine wellenförmige Stabilisierungsphase. In dieser Zeit kommt es häufig zu einer tiefgreifenden Auseinandersetzung mit alten Verhaltensmustern und Charaktereigenschaften.

• Die Patienten reagieren zwar außerordentlich schnell auf die Blüten, aber nicht so, wie sie es sich erhofft hatten. Es kommt nämlich nicht nur zu keiner Besserung, sondern im Gegenteil zunächst sogar zu einer Verschlimmerung der Symptome. (Dieses Phänomen ist übrigens in der Homöopathie so verbreitet, daß man sogar einen festen Begriff dafür hat: Man spricht dort von der „Erstverschlimmerung". In der Bach-Blüten-Therapie kann dieser Zustand einige Tage oder sogar Wochen anhalten, bis es schließlich zu der ersehnten Kehrtwendung kommt. In solchen Phasen sind die Patienten begreiflicherweise häufig entmutigt und enttäuscht und möchten die Therapie am liebsten sofort abbrechen. Es braucht viel Geduld, ihnen klarzumachen, daß diese Erstverschlimmerung der beste Beweis dafür ist, daß die Behandlung „greift", und es lediglich eine Weile dauern wird, bis die ersehnte positive Wirkung eintritt.

Und wenn keine Wirkung eintritt?

Auch diesen Fall gibt es. Der Patient spricht in keiner Weise auf die Blüten an. Er reagiert weder positiv noch negativ – es tut sich einfach gar nichts. Dafür können verschiedene Gründe in Frage kommen:

• Die Mischung stimmt nicht.
• Der Patient hat so überhöhte Erwartungen, daß sie die Wirkung der Blüten blockieren.
• Drogen oder Psychopharmaka, die über lange Zeit eingenommen wurden, verzögern die Reaktionsfähigkeit.
• Der Patient sträubt sich innerlich gegen die Veränderungen in seinem Bewußtsein und „macht zu".
• Der Zeitraum war noch zu kurz.
Wenn Sie zu den Patienten gehören sollten, bei denen sich scheinbar gar nichts tut, sollten Sie trotzdem die Therapie keinesfalls abbrechen. In vielen hartnäckigen Fällen setzt die Wirkung auf ganz subtile Weise nämlich genau in dem Moment ein, in dem der Patient aufhört, ständig in sich hineinzuhorchen, und sich seinem Schicksal überläßt.

Was sagt die Schulmedizin?

Die Wirksamkeit der Bach-Blüten ist so häufig bestätigt worden, daß es den Naturwissenschaftlern trotz aller Skepsis schwerfällt, sie zu bestreiten. Zu deren Rechtfertigung muß allerdings aber auch gesagt werden, daß es bis zum heutigen Tag keine Möglichkeit gibt, kritischen Fragern lückenlos zu erklären, wodurch die Heilung mit Bach-Blüten erzielt wird.

Es lassen sich nämlich beim besten Willen und mit allen modernen Methoden der Pharmakologie keine Wirkstoffe in ihnen nachweisen, ebensowenig wie Veränderungen in der Körperchemie nach der Einnahme. Lediglich mit Hilfe der Kirlianfotografie, einer bestimmten Foto-Technik, die die Aura von Menschen, Tieren und Pflanzen sichtbar macht, läßt sich nachweisen, daß sich Löcher und schwache Stellen in der Aura der Menschen nach der Behandlung mit Bach-Blüten schließen.

Aber nachdem die (übrigens von russischen Wissenschaftlern entdeckte) Kirlianfotografie auch nicht wissenschaftlich anerkannt ist, besagt das natürlich wenig. Und so wird als „logischste" Erklärung für eine erwiesenermaßen erfolgreiche Behandlung mit Bach-Blüten von Seiten der orthodoxen Wissenschaft immer wieder der sogenannte Placebo-Effekt angeführt: Ein Placebo ist eine Medikamentenattrappe ohne Wirkstoff, die nur verabreicht wird, um einen Patienten bei Laune zu halten und ihm das Gefühl zu geben, das man etwas für ihn tut. Meist handelt es sich dabei um Zuckerpillen oder Salzlösungen. Aufgrund von weltweiten Studien weiß man heute, daß rund 35 Prozent aller Patienten, die mit Placebos behandelt werden, eine signifikante Besserung spüren, und zwar gilt das für Krebs ebenso wie für Migräne, Asthma, Angina pectoris, Allergien, Schmerzen und so ziemlich alle Krankheiten der Welt. Das scheint zu beweisen, daß unser Körper oft nicht in der Lage ist, zwischen eingebildeter und realer Wirklichkeit zu unterscheiden. Placebos haben also durchaus ihre Daseinsberechtigung.

Die Wirkung der Bach-Blüten: ein Placebo-Effekt?

Doch was die etablierte Wissenschaft anführt, um die Wirkung der Bach-Blüten abzuwerten, bestätigt im Grunde nur die Theorie von Dr. Bach und allen Ärzten, die daran glauben, daß Heilung in erster Linie im Geist – also auf der feinstofflichen Ebene – stattfindet. Wenn etwa ein Drittel aller Krankheiten durch Placebo-Gaben positiv beeinflußt werden können, so besitzt unser Geist offensichtlich die Macht, Krankheiten aus eigener Kraft zu beseitigen. Wir sind uns dieser Kraft nur nicht bewußt, oder wir trauen ihr nicht. Deshalb müssen wir bisweilen durch wirkungslose „Medikamente" verführt werden, sie zu gebrauchen. Übrigens tun genau dieses sehr häufig selbst die Schulmediziner – allerdings oft ohne es zu wissen: Das amerikanische Office of Technology Assessment schätzt, daß 75 Prozent aller heute angewandten Heilverfahren nicht hinreichend wissenschaftlich erforscht sind. So ist etwa der Erfolg von Herzpräparaten seit Jahrzehnten immer gleich hoch, ganz gleich, um welche Substanzgruppen es sich dabei handelt, inklusive solche, von denen mittlerweile feststeht, daß die in ihnen enthaltenen Wirkstoffe die in sie gesetzten Erwartungen in keiner Weise erfüllten. Das läßt den Schluß zu, daß auch heute viele Ärzte noch in bester Absicht Placebos – wirkungslose Mittel – verschreiben. Offenbar kann ein Placebo wirken wie ein echtes Mittel und ein echtes Mittel wie ein Placebo. Haben Sie je abends auf eine Tasse Kaffee verzichtet, weil Sie Angst hatten, danach könnten Sie nicht schlafen? Ein wissenschaftlicher Versuch ergab, daß koffeinempfindliche Menschen selbst durch eine Koffeinspritze nicht wachzuhalten waren, wenn man ihnen erklärt hatte, sie hätten ein Beruhigungsmittel bekommen!

Verstehen Sie das aber nun bitte nicht falsch: Diese Anmerkungen sollen keineswegs das Loblied der Placebos singen – oder andeuten, daß es völlig ausreichen würde, wenn die Wirkung der Bach-Blüten tatsächlich ausschließlich auf dem Placebo-Effekt beruhen würde. Diese kleinen Beispiele sollen Sie nur ein wenig sensibilisieren für die unumstößliche Tatsache, daß Heilung immer zuerst im Geist stattfinden muß – und daß der Geist dazu auch durchaus in der Lage ist.

Die Bach-Anhänger selbst haben übrigens in der Regel gar nichts gegen Placebos. Wie könnten sie auch – da sie doch von der Fähigkeit des Körpers zur Selbstheilung überzeugt sind! Aber sie sind völlig sicher, daß die Wirksamkeit der Bach-Essenzen nicht mit dem Placebo-Effekt zu erklären ist. Als Begründung weisen sie darauf hin, daß selbst kleine Kinder, Tiere und sogar Pflanzen auf die Blütenmittel ansprechen – also Patienten, die als Kandidaten für Autosuggestion absolut nicht in Frage kommen. Mehr interessiert die meisten nicht. Für alle, die mit den Bach-Blüten arbeiten, ist ihre heilende Wirkung auf das Energiefeld des Menschen Erklärung genug. Und der Erfolg gibt ihnen immer wieder aufs neue recht.

Können so starke Verdünnungen überhaupt wirken?

Selbst Patienten, die sich von der Wirksamkeit der Bach-Blüten am eigenen Leibe überzeugen konnten, fragen allerdings manchmal: Wie ist es möglich, daß diese wenigen Tröpfchen, die dann auch noch hochverdünnt eingenommen werden, so viel bewirken können? Das ist übrigens ein Punkt, in dem viele Schulmediziner auch die Homöopathie zu diffamieren versuchen. Sie behaupten: Ein Heilmittel, das so stark verdünnt ist, daß es keinerlei Wirkstoffe mehr enthält, kann höchstens erreichen, daß der Patient sich einbildet, geheilt zu sein. Aber mit echter Heilung hat das nichts zu tun.

Das ist natürlich Unsinn. Die Erklärung, warum mit wenigen Tropfen eine hohe Wirkung erzielt werden kann, liegt in dem anderen Verständnis von Heilung, das Dr. Bach u. a. mit der Homöopathie teilt, und das der Schulmedizin nicht ins Konzept paßt: Heilung – so die ganzheitliche Denkweise – kann immer nur im Bewußtsein stattfinden. Alles übrige ist Herumkurieren am Symptom. Ein Heilmittel braucht deshalb nichts weiter zu tun, als dem Bewußtsein des Kranken die Informationen (oder Impulse) zuzuführen, die ihm zum Gesundsein fehlen. Es gibt verschiedene Methoden, ihm diese Information, die immer immateriell ist, zu übermitteln. In der Homöopathie wird ein Heilmittel so stark potenziert, bis von dem ursprünglichen Wirkstoff, der Materie, nur noch das Grundprinzip, seine Individualität oder reine Information übrig ist. Bei Dr. Bach ist die von der Materie befreite „Seele" oder Schwingung der Pflanze auf das Quellwasser übergegangen, das nun die zur Heilung wichtigen Impulse enthält. Ist der Geist bereit, diese immaterielle Information anzunehmen, so genügen kleinste Mengen. Mehr bringt hier nicht mehr – ebensowenig wie Ihnen 10 Exemplare derselben Zeitung vom gleichen Tag mehr Information über die politische Lage verschaffen können als eine einzige. Alles, was Sie darüber erfahren können, steht in dem einen Exemplar der Zeitung drin. Alles, was Ihr Körper an Information (oder Seelenenergie) benötigt, um wieder ins Gleichgewicht zu kommen, ist in wenigen Tropfen der Bach-Blütenessenzen enthalten. Nicht die Höhe der Dosis ist wichtig, sondern die Regelmäßigkeit der Einnahme, die letzten Endes immer dazu führt, daß sich der Patient jedes Mal, wenn er die Tropfen einnimmt, bewußt oder unbewußt mit der Ursache seiner Probleme auseinandersetzt.

Wie findet man die richtigen Essenzen?

Der erste Schritt: Pauken – denn Wissen ist Macht.

Die Blüten sollten, so war es der Wille und das erklärte Ziel von Dr. Bach, seinen Patienten helfen, sich selbst zu helfen. Sein System sollte so einfach sein, daß es jeder verstehen und anwenden konnte – ohne Arzt, Guru, ohne Vordenker (von der Einführung einmal abgesehen). In diesem Zusammenhang hielt er es für das wichtigste, daß sich seine Patienten und alle, die die Selbstverordnung erlernen wollen, zunächst mit der gesamten Blütenpalette gründlich vertraut machen und ihre Indikationen und Wirkweisen pauken wie Funker das Morsealphabet. Damit einem die Blüten und ihre Anwendung buchstäblich in Fleisch und Blut übergehen, riet er, bei jeder sich bietenden Gelegenheit insgeheim zu überprüfen, welche Bach-Blüte diesem oder jenem Menschentyp am ehesten entspräche. Solche Übungssituationen sind zum Beispiel: die Familienmitglieder beim Essen, die Kollegen bei der Arbeit, die Freunde auf einer Party, die Helden in einem Theaterstück (oder auf dem Bildschirm). Am besten dafür geeignet sind die sogenannten konstitutionellen Blüten (Bach nannte sie typeremedies), die stark ausgeprägte unerwünschte Charaktereigenschaften ausgleichen. Dazu gehören Agrimony, Centaury, Cerato, Chicory, Clematis, Heather, Impatiens, Larch, Mustard, Oak, Pine, Rock Water, Scleranthus, Vervain, Vine, Water Violet. Der Kollege, der immer lächelt, auch wenn er stinksauer ist, ist demnach ein Agrimony-Typ. Die junge Frau, die so viel Angst vorm Autofahren hat, daß sie sich nicht traut, den Führerschein zu machen: Mimulus. Die eifersüchtige Schwiegertochter: Holly. Der tyrannische Chef, der immer alles besser weiß: Vine usw. Schon durch reine Beobachtung kann man eine Menge über einen Menschen erfahren: Ihre Körpersprache, ihre Stimme, die Themen, mit denen sie sich beschäftigen, ihr Verhältnis zu anderen Menschen. Andere Mittel, Star of Bethlehem, Aspen, Gentian und White Chestnut, beschreiben dagegen Stimmungen, die jeder manchmal haben kann, unabhängig von seinem Charakter. Sie werden als „helper remedies" bezeichnet, als unterstützende Mittel. Die Lustlosigkeit am Montag: Hornbeam. Ekel vor sich selbst nach einer durchzechten Nacht: Crab Apple.

Dieses Wissen, gründlich erworben, verbunden mit tiefem Verständnis für die menschliche Natur und guter Intuition, ist nach Dr. Bach alles, was man haben muß, um sich selbst und andere erfolgreich mit Bach-Blüten zu behandeln:

„Mit sehr wenig Mühe findet man dann ganz leicht das Mittel oder die Mittel, die notwendig sind, um einem Patienten zu helfen." (Edward Bach, 1936). Auch hier war „Simplicity", Einfachheit, seine oberste Regel. Wörtlich sagte er: „Ich möchte, daß es (die Anwendung) so einfach ist wie hier: Ich habe Hunger, ich will mir ein paar Salatköpfe aus dem Garten holen. Ich habe Angst und bin krank, ich nehme eine Dosis Mimulus – oder was auch immer dem Zustand angemessen ist."

Nun hat natürlich längst nicht jeder die hohe Intuition von Edward Bach. Und so ist es in der Praxis oft alles andere als einfach herauszufinden, was der wahre Grund des seelischen Tiefs ist, sowohl bei sich selbst als auch bei anderen. Oder es gibt nicht nur *einen* Grund, sondern eine Reihe von Gründen, die sich zunächst nur schwer miteinander in Einklang bringen lassen.

Und so kommt als zweiter wichtiger Schritt nach dem Erlernen der Blüten und ihren Anwendungsgebieten die Ursachenforschung hinzu: Was sind die Ursachen der Angst? Der Eifersucht? Des Minderwertigkeitskomplexes? Dies herauszufinden ist alles andere als einfach, und bei sich selbst ist es oft sogar am schwersten. Die meisten Einsteiger sind mit solchen Diagnosen hoffnungslos überfordert. Wer sich in diesen Fällen Hilfe durch Bach-Blüten erhofft, sollte auf Eigenexperimente verzichten und sich unbedingt an einen erfahrenen Therapeuten wenden.

Wo Laien gefahrlos experimentieren können

Doch glücklicherweise ist nicht in jedem Fall die Einnahme von Bach-Blüten mit tiefschürfender Ursachenforschung verbunden. Es gibt genügend Gelegenheiten, die Essenzen auch ohne große Erfahrung zu verwenden. In den folgenden Situationen können Sie sie getrost einsetzen. Sie brauchen keine Angst zu haben, daß Sie etwas falsch machen. Hier können die Blüten nur nützen und niemals schaden:

Erste Hilfe im Notfall

Wenn Sie selbst (oder jemand in Ihrer Umgebung) einen akuten körperlichen oder seelischen Schock erlitten haben, brauchen Sie nicht lange zu überlegen: Notfalltropfen sind immer richtig (s. S. 19) und garantiert unschädlich. Sie können damit bestimmt nichts falsch machen. Sie helfen auch, wenn jemand sich vor einem bevorstehenden Ereignis fürchtet – sei es, daß er vor einem Vortrag Lampenfieber hat, oder ein bevorstehender Besuch beim Frauenarzt oder Zahnarzt, ein Gehaltsgespräch in der Firma oder eine Lateinarbeit versetzt ihn/sie in Angst und Schrecken: Rescue-Tropfen sind immer richtig.

Hilfe in akuten Krisensituationen

Auch in akuten seelischen Krisen – Trennung, Todesfall, berufliche Niederlage etc. – können Sie die Blütenessenzen ohne allzu ausführliche Analyse der Umstände verwenden. Es reicht, wenn Sie sich anhand des groben Rasters (Bachs sieben negative Grundstimmungen: Angst, Unsicherheit, Einsamkeit, geringes Interesse an den aktuellen Lebensumständen, zu große Beeinflußbarkeit, Kummer und übertriebene Fürsorglichkeit) über die Ursachen Ihres Problems klarwerden (z. B. Angst und Unsicherheit) und dann aus den einzelnen Gruppen jeweils die Essenzen auswählen, die Ihrem Gemütszustand (oder dem desjenigen, dem Sie helfen möchten) am ehesten entsprechen. (Nehmen Sie aber nicht zu viele – zwei bis drei Hauptgruppen mit jeweils 1-2 Essenzen reichen für den Anfang völlig aus!)

Wo Laien vorsichtig sein sollten

Zur Charakterverbesserung und zur Entwicklung der Persönlichkeit. Hier wird es meist schwierig. Die oft tiefverwurzelten Fehler und Schwächen eines Menschen zu erkennen, erst recht die eigenen, ist eine mühsame Angelegenheit und mit vielen Fehleinschätzungen verbunden. Sie als Anfänger sollten hier überaus vorsichtig und behutsam sein. So verlockend die Vorstellung sein mag, nahestehenden Menschen die Charakterfehler und Schwächen auszutreiben, die Ihnen selbst oder vielleicht auch der gesamten Familie das Leben immer wieder aufs neue schwermachen: Verzichten Sie zumindest bei anderen darauf, den großen Seelendoktor zu spielen. Dazu braucht es Erfahrungen und therapeutische Fähigkeiten, die Sie als Laie aller Voraussicht nach einfach nicht besitzen.

Arbeit am eigenen Charakter

Wenn Sie dagegen die Wirkung der Essenzen einmal bei sich selbst ausprobieren möchten, spricht im Grunde nichts dagegen. Aber seien Sie vorsichtig: Der blinde Fleck scheint, wenn es um die eigene Person geht, universell zu sein. Man selbst ist oft genug der letzte, der die Schwächen im eigenen Charakter erkennt. Oder das genaue Gegenteil tritt ein: Vielen Anfängern geht es so, daß sie die Liste mit den 38 Indikationen gründlich studieren und dann zu dem Schluß kommen: Das trifft alles auf mich zu. Ich müßte eigentlich alle 38 Essenzen nehmen. Und manche sagen sich dann: Wenn ich alle 38 einnehme, dann dürfte doch eigentlich nichts mehr mit mir in Unordnung sein. Dann wären alle falschen Schwingungen ausgeglichen. Dann wäre ich wirklich mit mir im reinen – und gesund. Dr. Bach hatte übrigens selbst auch einmal diese Idee. Deshalb hat er zu Testzwecken eine Mischung aus sämtlichen 38 Essenzen zusammengestellt und an sich selbst ausprobiert. Das Ergebnis ist für alle, die die Schnellstraße zu Gesundheit, Glück und Harmonie suchen: eine Enttäuschung. Leider ist das Leben nie so einfach. Es funktioniert nicht, fand Dr. Bach. Eine Wirkung überlagert die andere, das Ergebnis ist diffus. Und professionelle Bach-Blüten-Therapeuten, die den Test ebenfalls an sich selbst durchgeführt haben, behaupten sogar: Länger als drei Tage hält niemand diese Mischung aus, ohne durchzudrehen. In der Regel sollten deshalb nicht mehr als sechs Essenzen zusammengemischt werden, in Ausnahmefällen sieben bis acht. Je weniger es sind, desto klarer und überzeugender ist meist das Ergebnis. Wer sich zunächst überhaupt nicht entscheiden kann, sollte die Liste der Indikationen so lange durchgehen, bis er auf eine übersichtliche Anzahl von Mitteln gekommen ist. Dazu ist es notwendig, daß man sich immer wieder selbstkritisch befragt – und in Frage stellt und dabei nicht nur fragt: Bin ich so oder so? Sondern: Warum bin ich so (ängstlich, eifersüchtig, ungeduldig, tyrannisch oder was auch immer)? Wenn man dabei etwa herausfindet, daß man eifersüchtig ist, weil man unsicher ist und immer glaubt, man sei dem Partner nicht gut genug, dann muß die Unsicherheit behandelt werden, nicht die Eifersucht. Praktisch ist, auf der Seelensuche gute Freunde zu fragen (und über ehrliche Antworten nicht gekränkt zu sein oder wütend zu protestieren): Wie schätzt ihr mich ein? Was sind meine Fehler, was sind meine guten Eigenschaften? Warum glaubt ihr, verhalte ich mich so?

Versuchen Sie also, anhand von Checklisten und Fragebogen, möglichst viele Eigenschaften von sich zusammenzutragen. Mechthild Scheffer, eine der ersten und immer noch führenden deutschen Bach-Therapeuten, hat einen ausgezeichneten Fragebogen konzipiert, der von vielen Therapeuten verwendet wird, auch von solchen, die mit ihrer Arbeitsweise längst nicht mehr einverstanden sind und eigene Wege gehen. (Dieser Fragebogen ist in Mechthild Scheffers Buch „Selbsthilfe durch Bach-Blüten-Therapie, Heyne Verlag, München, abgedruckt.) Aber beginnen Sie bitte nicht gleich mit den schwierigsten Gemütszuständen oder Charakterfehlern, denen, die so tief verwurzelt sind, daß sie ein fester (wenn auch nicht eben geliebter) Teil Ihrer Persönlichkeit sind. Denn wir sollten uns nichts vormachen: Bei allem Respekt vor Bachs Ringen um Schlichtheit: Viele von uns sind mit der großen Selbstdiagnose hoffnungslos überfordert. Wenn Sie also trotz großer Bemühungen um Klarheit und Aufrichtigkeit sich selbst gegenüber das Gefühl haben, Sie kommen nicht weiter, so liegt das vermutlich nicht daran, daß die Blüten nicht wirken, sondern es liegt an Ihnen. Dann lautet der gute Rat: Begeben Sie sich zu einem ausgebildeten Bach-Blüten-Therapeuten (fragen Sie einfach in Ihrer Apotheke, welcher Arzt oder Heilpraktiker sie verordnet), und lassen Sie sich von einem Fachmann einführen.

Wundern Sie sich übrigens nicht, wenn diese Spezialisten außer der gründlichen Befragung für die Auswahl der passenden Blüten Methoden verwenden, die Ihnen ungewöhnlich vorkommen (z. B. Pendeln oder den sogenannten kinesiologischen Muskeltest). Und werden Sie nicht gleich mißtrauisch, wenn Ihr Arzt oder Heilpraktiker neben oder vielleicht sogar anstelle der klassischen Original-Bach-Blüten andere Arten verwendet (meist deutsche, kalifornische oder schweizerische Produkte). Sie müssen keineswegs schlechter sein – auch wenn die klassischen Bach-Befürworter sicher das Gegenteil behaupten werden. Dr. Bach hielt sein Werk für abgeschlossen und in jeder Beziehung für vollkommen. Das war sein gutes Recht. Aber inzwischen sind mehr als 50 Jahre ins Land gezogen. Auf der ganzen Welt haben engagierte Ärzte und Heilpraktiker mit seiner Methode gearbeitet, und nichts bleibt auf der Welt unverändert. Im vorletzten Kapitel „Was seit Bach geschehen ist" auf Seite 204 erfahren Sie mehr über die interessanten und unkonventionellen Methoden moderner Blütentherapeuten.

Wie gehe ich mit Bach-Blüten um: praktische Tips

Wie kommt man an Bach-Blüten?

Das Besondere an der Bach-Blüten-Therapie ist, daß sich jeder selbst behandeln kann. So wollte es zumindest Dr. Bach, und er hat das in seinem Werk „Heile dich selbst" ausdrücklich so hinterlassen. Seine Blütenmittel sollten, so wünschte er es sich, zu einem ganz selbstverständlichen Bestandteil unseres Lebens werden. Zu einem echten Heilmittel, das uns das Leben leichter und schöner macht, das frei zugänglich und so preiswert ist, daß jeder es sich leisten kann. In England ist das heute noch so. Sie brauchen keinen Arzt, keinen Heilpraktiker, Sie brauchen nicht mal ein Rezept. Jeder Drugstore, jede Apotheke, jedes Reformhaus und jeder Naturkostladen verkauft Ihnen die Vorratsfläschchen zu einem sehr mäßigen Preis, und auf einem kurzen, übersichtlichen und verständlich formulierten Waschzettel erfahren Sie alles Wichtige über die Auswahl und Anwendung. In Deutschland ist das leider nicht so einfach. Die Blütenessenzen gelten offiziell als Arzneimittel (obgleich sie keinerlei pharmazeutische Bestandteile enthalten) und unterliegen deshalb der Verschreibungspflicht. Offiziell darf sie nicht einmal ein Heilpraktiker verordnen. Außerdem sind sie in Deutschland um ein Vielfaches teurer. Diese Regelung mag kommerzielle Interessen befriedigen – im Sinne von Dr. Bach ist sie jedenfalls nicht. Solange die Gesetzgebung in Deutschland in diesem Punkt nicht geändert wird, steht es jedem frei, sich die Blütenessenzen auf anderen Wegen zu besorgen. Seit dem 1. Januar 1994 können Apotheken in Deutschland Bach-Blüten rezeptfrei abgeben, ohne sich strafbar zu machen. Aber am Gesetz selbst hat sich nichts geändert.

Können Bach-Blüten gefährlich werden?

Sie können ganz sicher sein: Medizinische Bedenken brauchen Sie auch bei der Selbstverordnung nicht zu haben. Sie können, das wird immer wieder betont, mit Bach-Blüten nichts falsch machen. Da sie ausschließlich auf der feinstofflichen Ebene wirken und weder Wirkstoffe im medizinischen Sinne enthalten, noch von giftigen Pflanzen stammen, besteht keinerlei Gefahr, daß sie Schaden anrichten. Sie können deshalb von Menschen aller Altersstufen ohne Angst vor körperlichen Nebenwirkungen genommen werden. Selbst wenn Sie die falsche Sorte auswählen, viel zu hoch dosieren oder das ganze Vorratsfläschchen austrinken, ist das ungefährlich. Der einzige Punkt, auf den hingewiesen werden muß, ist der folgende: Bach-Blüten werden mit Alkohol haltbar gemacht. Kinder, ehemalige Alkoholiker und Menschen, die, aus welchen Gründen auch immer, keinerlei Alkohol einnehmen möchten, sollten sich unbedingt an die Regel halten, daß die Tropfen nur in stark verdünntem Zustand eingenommen werden sollten. (Siehe dazu das folgende Kapitel „Zubereitung und Dosierung".)

Aber trotzdem empfehlen wir Ihnen, sich vor der Einnahme sehr gründlich mit den Indikationen zu beschäftigen und im Zweifelsfall oder wenn Sie sich und Ihrem eigenen Urteil nicht trauen, zu einem Arzt, Heilpraktiker oder Bach-Blüten-Berater zu gehen, der Ihnen bei der Auswahl der richtigen Sorten hilft. Vor allem, wenn bei Ihnen die körperlichen Symptome bereits ausgebrochen sind, raten wir dringend, sie nicht als alleiniges Mittel zu nehmen, sondern mit einem Arzt, Heilpraktiker oder Psychotherapeuten zu sprechen. Und dann gibt es natürlich eine ganze Reihe von Fällen, in denen Sie ohne Rücksicht auf Bach-Blüten unbedingt zum nächsten Arzt eilen sollten: Ein schmerzender Blinddarm, ein gebrochenes Bein, eine entzündete Wunde, eine Lebensmittelvergiftung müssen zuallererst von einem Arzt behandelt werden. Allenfalls auf dem Weg dorthin dürften Rescue-Tropfen gegen Angst und Schock verabreicht werden. Und wenn dann nach der ärztlichen Behandlung die Heilung verzögert eintritt, weil der Patient sich an seinem Arbeitsplatz für unersetzlich hält und zu früh aufsteht, im Selbstmitleid badet oder wenn er mit seiner Krankheit seine gesamte Familie tyrannisiert – dann allerdings sollten Sie ihm dringend Bach-Blüten verabreichen!

Etwas anderes sind die emotionalen Nebenwirkungen, die manche Menschen nach der Einnahme beobachten. Sie stellen zum Beispiel fest, daß sie völlig andere Gefühlsmuster als normalerweise entwickeln und fühlen sich aufgewühlt, unruhig, können mit den aufkommenden, für sie völlig ungewohnten Gefühlen, die aus dem Unbewußten aufsteigen, nicht umgehen. Dies ist jedoch keine Reaktion, die Dr. Bach und seine Mitarbeiter als unerwünschte Nebenwirkung betrachten würden. Ganz im Gegenteil: Sie vertreten die Ansicht, daß vor der Heilung die Reinigung bzw. Entgiftung erfolgen muß. Das gilt für Gefühle ebenso wie für Körpergifte. Wo gehobelt wird, fallen Späne, versichern sie und betonen, daß dieser Zustand zwar unangenehm, aber sehr erwünscht sei und im übrigen schnell vorübergehen würde. Auf keinen Fall sollten Sie die Behandlung abbrechen!

Zubereitung und Dosierung

In der Apotheke bekommen Sie die Essenzen gegen Rezept in 10-ml-Fläschchen. Sie können Sie einzeln oder auch als kompletten Satz beziehen. Ein Tip: Wenn Sie die Möglichkeit haben, sich die Essenzen aus England zu beschaffen, zahlen Sie wesentlich weniger. Der komplette Satz (38 Blütenmittel plus Notfalltropfen) kosten dort ca. 65 britische Pfund – knapp 200 DM. Die Mittel sind mit Alkohol versetzt und unbegrenzt haltbar. Aus diesem Konzentrat wird dann das eigentliche Mittel zubereitet. Sie können die Blüten einzeln einnehmen oder in einer für Sie optimalen Kombination. In jedem Fall sollten die Mittel jedoch zunächst weiter verdünnt werden. Es gibt verschiedene Möglichkeiten der Zubereitung:
• In akuten Fällen oder bei vorübergehenden Mißstimmungen hat es sich bewährt, von jeder Essenz etwa zwei Tropfen aus dem Vorratsfläschchen in ein Glas Wasser zu geben (die Wassermenge spielt keine Rolle) und über den Tag verteilt zu trinken.
• Für einen längeren Behandlungszeitraum und zur regelmäßigen Einnahme werden die sogenannten Einnahmeflaschen hergestellt. Dazu brauchen Sie die Konzentrate der für Sie ausgewählten Essenzen aus der Apotheke, ein 20-ml-Fläschchen mit Pipette oder Tropfer (gibt es in der Apotheke), frisches Quellwasser ohne Kohlensäure oder stilles Mineralwasser und zum Konservieren 45prozentigen Alkohol, ebenfalls aus der Apotheke. (Hochprozentiger Branntwein oder Kognak aus der Hausbar tut es auch.) Für Kinder und Menschen, die keinen Alkohol vertragen, empfiehlt sich die Haltbarmachung mit Obstessig.

So stellen Sie die richtige Mischung her

Nun geben Sie von jeder Essenz 1 Tropfen pro 10 ml, für ein 20-ml-Einnahmefläschchen also zwei Tropfen, in die gut gereinigte Flasche.

35

Nehmen Sie möglichst nicht mehr als sechs verschiedene Essenzen, also 6 x 2 Tropfen. Dann füllen Sie die Flasche zu drei Vierteln mit stillem Mineralwasser und zu einem Viertel mit Alkohol (beziehungsweise mit Obstessig) auf und schrauben den Verschluß fest zu. Die Mischung hält etwa vier Wochen. Bewahren Sie die Flasche möglichst lichtgeschützt und bei normaler Zimmertemperatur auf. In der warmen Jahreszeit oder in heißen Ländern empfiehlt sich der Kühlschrank.

Für die Behandlung werden die Tropfen dann entweder direkt aus der Pipette auf die Zunge geträufelt (möglichst die Zunge dabei nicht berühren), auf einen Löffel gegeben oder auch mit Wasser, Saft oder Tee vermischt eingenommen. Es empfiehlt sich, das Mittel einige Sekunden lang im Munde zu behalten und sich dabei die Wirkung der positiven Energie vorzustellen, die man in sich aufnimmt.

Die normale Dosis beträgt viermal täglich vier Tropfen aus der Einnahmeflasche. Bei Bedarf können Sie die Tropfen aber ohne weiteres auch häufiger nehmen. Falls Sie keine Möglichkeit haben, eine Einnahmeflasche vorzubereiten, oder Sie wollen ein Mittel nur für einen kurzen Zeitraum nehmen, können Sie auch täglich 2 Tropfen aus der Originalflasche in ein Glas Wasser geben und über den Tag verteilt einnehmen. Die Wirkung ist die gleiche, nur ist dieses Verfahren etwas teurer, weil die 2 Tropfen nur einen Tag lang halten, während zwei Tropfen in der Einnahmeflasche für ein paar Wochen ausreichen. Sie brauchen keine Angst zu haben, daß Sie die Tropfen zu hoch dosieren – eine Überdosierung ist bei der Bach-Methode nicht möglich. Sie brauchen sich allerdings auch nicht zu erhoffen, daß diese konzentriertere Mischung besser oder schneller wirkt. Es kommt, wie bereits erklärt, immer nur auf die Information an, die auf der feinstofflichen Ebene übermittelt wird, nicht auf die Höhe der Dosis.

Wenn absolut keine Flüssigkeit zur Verfügung steht, können Sie die Blütenmittel ausnahmsweise auch direkt aus der Vorratsflasche einnehmen. Träufeln Sie zwei Tropfen auf die Zunge, behalten Sie sie einen Moment im Mund und stellen Sie sich dann beim Herunterschlucken vor, daß Sie ein helles, heilendes Licht durchströmt. Aber in der Regel sollten Sie sie in Wasser und über den Tag verteilt einnehmen, schon wegen des konzentrierten Alkohols, der zum Konservieren darin enthalten ist. Selbst ein Teelöffel Flüssigkeit ist besser als nichts.

Eine Ausnahme bilden die Notfalltropfen. Im Idealfall sollten Sie vier Tropfen in einem Glas Wasser verabreichen, notfalls auch unverdünnt. Aber wenn jemand bewußtlos ist oder im Koma oder aus einem anderen Grund nicht schlucken kann, wirken die Tropfen auch dann, wenn man sie ihm auf die Schläfen, die Handgelenke oder hinter die Ohren reibt oder auf die Lippen träufelt.

Wie lange nimmt man die Tropfen?

Das kommt ganz darauf an. In akuten Fällen reicht es oft, wenn Sie die Bach-Blüten nur ein paar Stunden oder einige Tage lang einnehmen. In vielen Fällen stellt sich die Wirkung schon nach ein paar Stunden oder Tagen ein. Sie selbst können entscheiden, wann Sie seelisch wieder so im Gleichgewicht sind, daß Sie die Tropfen nicht mehr brauchen. Wenn Sie immer häufiger „vergessen", die Tropfen einzunehmen, ist das ein gutes Anzeichen dafür, daß die erwünschte Wirkung eingetreten ist. Sie brauchen in der Regel auch keine Angst zu haben, daß Sie, sobald Sie mit der Einnahme aufhören, wieder in den alten Zustand zurückfallen. Die Heilung auf der energetischen Ebene hält auch nach Absetzen der Tropfen an. Aber es schadet auch nicht, wenn Sie sie nach der Methode „sicher ist sicher" über einen längeren Zeitraum hinweg einnehmen. Immun können Sie dagegen nicht werden. In chronischen Fällen sollten Sie die Tropfen aus der Einnahmeflasche über mehrere Wochen hinweg einnehmen. Eine Flasche reicht für 3-4 Wochen. Wenn Sie auch nach 14 Tagen noch keinen Erfolg spüren, haben Sie vermutlich die falsche Mischung zusammengestellt. Entweder Sie gehen die Indikationen im „Who is Who der Bach-Blüten" auf Seite 53 noch einmal selbstkritisch durch und wechseln eine oder auch mehrere Essenzen aus, die sich bei näherem Hinsehen als nicht geeignet erweisen, oder Sie wenden sich an einen Bach-Blüten-Spezialisten. Wenn Ihnen die Mischung gutgetan hat, können Sie die Behandlung noch einmal für den Zeitraum von weiteren vier Wochen wiederholen, oder Sie stellen sich eine neue Mischung zusammen, bei der Sie nun auch eine oder mehrere Essenzen weglassen oder durch andere ersetzen können. Ob Sie auf diese Weise über Jahre oder Jahrzehnte hinweg mit den Blüten experimentieren, ist allein Ihre Entscheidung. Schaden können Sie sich damit in keinem Fall.

Die Philosophie von Dr. Bach

Sie können die Blüten auch dann erfolgreich einsetzen, wenn Sie der philosophische Hintergrund wenig interessiert. Aber wenn Sie ein wenig mehr über die Zusammenhänge wissen wollen – dies ist, kurz zusammengefaßt, die weltanschauliche Basis, auf der Dr. Bach seine Therapie zur Heilung durch die Seele errichtete:

Am liebsten wäre es ihm gewesen, wenn seine Patienten die Essenzen nicht in erster Linie zur Heilung von organischen Krankheiten, sondern als Hilfsmittel auf dem Weg zur Selbsterkenntnis verwenden würden. Nicht nur, weil er diesen Weg für die *einzig wirklich wichtige Aufgabe jedes Menschen* hielt – in vielen Fällen würde dadurch auch der Ausbruch einer Krankheit überflüssig. Bachs Philosophie, die sein Menschenbild prägte und die er in seinem Buch „Heile dich selbst" beschrieb, hat ihre Wurzeln im esoterischen Denken. Er glaubte, kurz zusammengefaßt, daß wir alle göttlichen Ursprungs sind und auch nach dem Sturz aus der göttlichen Einheit oder, einfacher ausgedrückt, nach dem Sündenfall und der Vertreibung aus dem Paradies, trotz aller unserer Fehler und Schwächen immer noch an der göttlichen Vollkommenheit teilhaben. Allerdings sind sich die wenigsten von uns ihres göttlichen Ursprungs bewußt. Und selbst wenn wir im Innersten davon ahnen, entfernen wir uns im Laufe des Lebens durch Ehrgeiz, Neid, Begierden und Unwissenheit und was sonst immer noch zu unseren allzu menschlichen Eigenschaften gehören mag, immer mehr von der göttlichen Harmonie unseres Ursprungs. Wäre da nicht die Seele, die als Bindeglied zwischen dem Göttlichen und uns steht, so hätten wir keine Chance, je wieder dorthin zurückzukehren. Unsere Seele jedoch (oder unser Höheres Selbst, es gibt viele Bezeichnungen für den göttlichen Anteil in uns), die in und um uns wohnt, achtet stets darauf, daß wir uns zu unserem Besten entwickeln – nicht nur in diesem Leben, sondern immer, durch alle Zeiten hindurch, denn unsere Seele ist unsterblich und vollkommen. Sterblich sind nur unser Körper und unsere Persönlichkeit – beide sind nicht viel mehr als eine Hülle oder ein Kostüm, die wir hier auf der Erde brauchen, um unsere Aufgabe zu erfüllen. Und die heißt, so individuell sie auch sein mag, in jedem Leben immer wieder aufs neue: lernen, Tugenden zu entfalten, die uns fehlen, und das Schlechte in uns zu überwinden. Die Seele weiß, was uns fehlt und auch, was unserer Entwicklung guttut, und sucht deshalb für uns die Lebensumstände aus, in denen wir unsere Lernziele am ehesten erreichen können. Solange wir unsere Hausaufgaben im Leben *akzeptieren* und Körper und Seele in Harmonie sind, ist alles in Ordnung. Aber weil wir Menschen sind, hält dieser harmonische Zustand nicht lange an: Die Persönlichkeit, die in unserem Körper steckt, verfolgt eigene Interessen, die absolut nicht mit den Zielen, die die Seele für uns hat, übereinstimmen. Daraus entwickeln sich die Konflikte. Unsere Hauptsünden bestehen darin, 1. die Weisungen der Seele zu ignorieren und 2. dem gesamten Universum zu schaden, indem wir anderen Menschen Böses zufügen, denn das ist, auch wenn wir es nicht merken, eine Sünde gegen die Einheit. Die Seele verzeichnet solche Irrwege mit tiefer Sorge, kann uns aber letzten Endes nicht daran hindern, unser Leben nach unseren Vorstellungen zu leben. Allerdings gibt sie uns immer wieder eine neue Chance zur Einsicht und Änderung unseres negativen Verhaltens. Und wir sind dabei nicht völlig auf uns selbst gestellt. Die Bach-Blüten können uns dabei helfen, die schlechten Eigenschaften, die wir in uns entdeckt haben, zu überwinden. Nur wenn wir nicht bereit sind, an uns zu arbeiten, schickt uns die Seele als letztes Mittel Krankheit und Leid.

Wo Bach-Blüten helfen können: Anwendungsbeispiele

Bach-Blüten für inneres Wachstum

Wir alle haben die Lebensaufgabe, so Dr. Bach, an uns selbst zu arbeiten und die positiven Eigenschaften zu entwickeln, die uns zur Vollkommenheit fehlen. Doch selbst wenn wir diese Aufgabe kennen und akzeptieren, können wir oft nicht über unseren Schatten springen. Unsere negativen Charakterzüge behalten die Überhand. Und so müssen wir uns selbst immer wieder aufs neue eingestehen, daß wir uns wieder einmal egoistisch und kleinlich, lieblos, grausam oder rachsüchtig verhalten haben. Oft sind wir nicht einmal in der Lage, diese schlechten Charaktereigenschaften und Verhaltensweisen an uns selbst zu erkennen – wir spüren bestenfalls, daß wir uns in unserer Haut nicht wohl fühlen.

Bevor wir also an uns arbeiten und positive Eigenschaften entwickeln können, müssen wir zunächst einmal überaus kritisch in uns hineinschauen. Vor der Aufforderung „Heile dich selbst" steht der uralte Spruch: „Erkenne dich selbst."

Die Selbsterkenntnis kann einem auch die Bach-Blüten-Therapie nicht abnehmen. Aber sie gibt uns die Chance, erkannte und eingestandene Fehler umgehend zu behandeln, negative Gemütszustände in positive zu verwandeln und gleichzeitig dafür zu sorgen, daß durch die Arbeit an unserem Charakter manche körperliche Erkrankungen überflüssig werden. Wenn Sie jetzt allerdings die Hoffnung haben, daß Sie oder Ihr Partner oder Ihre Kinder durch die Einnahme möglichst vieler und verschiedener Bach-Blüten zum Heiligen zu werden, müssen wir Sie enttäuschen. Es gibt keine Schnellstraße zur Erleuchtung, und auch die Bach-Blüten nehmen Ihnen die Arbeit an sich selbst nicht ab.

Aber wenn Sie eine negative Eigenschaft erkannt und mit der richtigen Blüte in eine positive Eigenschaft verwandelt haben, schöpfen Sie daraus den Mut, mit Freude und Vertrauen den dornigen Pfad der Selbsterkenntnis auch dann weiterzugehen, wenn das Ziel nicht in Sicht ist. Der Weg ist das Ziel.

Hier einige erprobte Hilfen:
Gegen Aggressivität: Holly
Gegen Arroganz: Heather
Gegen Geltungssucht: Larch, Heather
Gegen gierigen Egoismus: Chicory
Gegen Feigheit: Mimulus
Gegen Ungeduld: Impatiens
Gegen Verbitterung: Willow

Bach-Blüten bei akuten Krankheiten

Natürlich lassen sich niemals alle Krankheiten durch innere Vorsorge verhindern. Auch der Gesündeste wird mal krank. Sogar ziemlich häufig: Forscher haben festgestellt, daß ein Mensch im Laufe von fünfundzwanzig Jahren durchschnittlich eine lebensbedrohliche Krankheit durchmacht, 20 ernsthafte und etwa zweihundert leichte bis mittelschwere. Kranksein ist also leider keine Ausnahme, sondern ein normaler Teil des menschlichen Lebens. Auch Dr. Bach glaubte nicht daran, daß man durch seine Blüten die Krankheit völlig ausmerzen könne. Aber er war überzeugt: Viele Beschwerden verlaufen leichter, wenn die negativen Gefühle, die uns krank gemacht haben, mit Hilfe der Blüten wieder im Gleichgewicht sind. Natürlich setzt das voraus, daß man sich kritisch mit sich selbst auseinandersetzt. Die durch die Krankheit erzwungene Bettruhe schafft dafür hervorragende Voraussetzungen. Oft ist schon die Art der Erkrankung ein Hinweis darauf, wo die Ursache liegen könnte. Eine Hautkrankheit, Allergie, Ekzem, Akne oder was auch immer, ist möglicherweise ein Hinweis darauf, daß jemand zu dünnhäutig (sprich empfindlich) ist (Chicory, Heather), zu leicht aus der Haut fährt (Vine), gegen jemanden allergisch ist (Beech) oder sich in einer hormonellen Umstellungsphase befindet (Crab Apple zur Blutreinigung, Larch zur Stärkung des Selbstwertgefühls). Ständiger Schnupfen ist in irgendeiner Weise ein Indiz dafür, daß jemand „die Nase voll hat". Magenschmerzen zeigen möglicherweise, daß einem etwas schwer im Magen liegt (Elm, oder, wenn es eine bevorstehende Prüfung ist, Mimulus), daß man schwer an etwas frißt (Chicory) oder etwas erst mal verdauen muß (Holly). Herzbeschwerden legen die Vermutung nahe, daß einer irgend etwas auf dem Herzen hat (Aspen gegen undefinierbare Angst, Olive gegen Schwäche).

41

Wenn Sie herausgefunden haben, welche gefühlsmäßige Disharmonie für Ihre Krankheit verantwortlich ist, können Ihnen die richtigen Blüten helfen, diese falsche Schwingung auszugleichen. Ob Sie persönlich an die Wirkung der Blüten glauben oder nicht, spielt dabei übrigens meist keine Rolle. Der heilende Effekt auf der Schwingungsebene findet oft selbst dann statt, wenn jemand Bach-Blüten als Hokuspokus belächelt. Zusätzlich ist es jedoch völlig in Ordnung und sogar erwünscht, die Symptome der Krankheit mit Hilfe der Schulmedizin zu behandeln. Dr. Bach schrieb selbst in einem Appell an seine Kollegen: „Die Heilpflanzen, die ich erwähnte, können in Verbindung mit jeder herkömmlichen Behandlungsweise eingesetzt werden, jeder Verordnung hinzugefügt werden, und sie werden die Behandlung in allen Fällen beschleunigen und unterstützen, seien es akute oder chronische Krankheiten."

In der Tat führt diese dreifache Behandlung – Nachdenken über die Ursache, Blüten-Therapie auf der energetischen Ebene und konventionelles Heilmittel auf der physischen – in überraschend vielen Fällen zur Heilung: Eine Krankheit, der der Nährboden, nämlich der negative Gemütszustand, entzogen ist, hat ihre Existenzberechtigung verloren. Natürlich nur so lange, wie keine irreparablen Veränderungen in Organen und Geweben entstanden sind. Dr. Bach war trotz seiner alternativen Ansichten über Heilung immer noch genügend Mediziner, um zu wissen: Ist die Arthrose oder Zirrhose (oder was sonst noch an Dauerschäden auftreten kann) erst einmal da, so kann selbst eine innere Wandlung diesen Zustand nicht mehr rückgängig machen. Nicht zuletzt deshalb schwört er auf Prophylaxe: auf der einen Seite durch die Arbeit an sich selbst (mit der Unterstützung durch die Heilkräfte der Blüten), auf der anderen Seite aber auch, indem wir rechtzeitig und gleichzeitig Vorsorge für unsere körperliche Gesundheit treffen.

Vorbeugen – besser als heilen

Zwei wichtige Punkte dabei sind für ihn Körperpflege und Ernährung. Er hält unsere Gewohnheit, heiß zu duschen und zu baden, für eine Unsitte, von der er nicht dringend genug abraten kann. Zu heißes Wasser, so Dr. Bach, öffnet die Poren und macht dadurch möglich, daß der Schmutz in tiefere Hautschichten eindringen kann. Zuviel Seife macht die Oberfläche klebrig. Er empfiehlt lauwarme Duschen und so wenig Seife, wie irgend möglich, aber hinterher sollte man sie unbedingt gut abwaschen.

Mindestens genauso wichtig ist das, was er die innere Reinlichkeit nennt. Dazu gehört: gesunde Ernährung, kein Fleisch, viel frisches Obst und Gemüse, Nüsse, viel trinken (Wasser, naturreine Weine und Säfte), um den Körper zu reinigen. Nicht zuviel schlafen, leichte, luftige Kleidung, viel Sonne und frische Luft.

Ärzte und Heiler haben die Aufgabe, uns die Wege zu zeigen, wie wir unsere Krankheit überwinden können, und uns außerdem Mittel zu geben, die unsere Körper und unsere Seele stärken. Nur dann haben wir wirklich die Chance, die Krankheit im Kern zu packen. Die Medizin der Zukunft, sagt Bach, wird wissen, daß die Krankheiten am Körper nur sekundär sind, und wird ihre Aufgabe nicht so sehr im Operieren und Verabreichen von Medikamenten sehen, sondern darin, uns dabei helfen, Harmonie zwischen Körper und Seele zu erzielen. Und wenn rechtzeitig damit begonnen wird, dann kommt es in der Regel auch zum Erfolg. Die Pflanzen höherer Ordnung, aus denen seine Essenzen entstanden sind, werden auf diesem Weg ein wichtiger Meilenstein sein.

Bach-Blüten in Alltagskrisen

Ehekrach, Geldsorgen, Probleme mit den Kindern, eine schwere Krankheit im Freundeskreis, schlechte Schulnoten, Ärger am Arbeitsplatz: Manchmal hat jeder von uns das Gefühl, daß uns die Probleme über den Kopf wachsen. Zu den Problemen selbst, die uns allein schon genügend fordern, kommen dann noch die Auswirkungen: schlaflose Nächte, Alpträume, die die Nacht zur Qual machen, Überlastung, Konzentrationsschwäche, Niedergeschlagenheit, schlechte Laune und zunehmende Intoleranz. Das wiederum führt dazu, daß uns die kleinen Schwächen der übrigen Familienmitglieder, die wir in normalen Zeiten recht gut wegstecken können, plötzlich unerträglich vorkommen. Die Unordnung, die der Partner hinterläßt, die Unselbständigkeit der Kinder, die Überstunden, die immer häufiger anfallen, die unbezahlten Rechnungen, die sich stapeln ... In diesem Teufelskreis aus negativen Grundstimmungen und deren Folgen (bis zur Krankheit ist es dann meist nur noch ein kleiner Schritt) können Bach-Blüten Wunder wirken. Lesen Sie sich die Kurzbeschreibungen der 38 verschiedenen Blüten genau durch, und entscheiden Sie dann, mit welchen Kernaussagen Sie sich im Augenblick am besten identifizieren können. Oft ist es so, daß die Stimmung, in der Sie sich befinden, wenn Sie unter Streß stehen, identisch ist mit Ihrem negativen seelischen Grundmuster. Aber es muß nicht in jedem Fall so sein. Schreiben Sie sich nur die Gefühle auf, die Sie in dieser akuten Situation haben, und wählen Sie dann die Bach-Blüten, die am ehesten zu dieser Grundstimmung passen. Oft spüren Sie schon innerhalb kürzester Zeit, wie die richtig gewählte Blüte ihre harmonisierende Wirkung entfaltet.

Hier ein paar Anregungen:
Gegen Eifersucht aufgrund von übermäßigem Liebesbedürfnis: Chicory
Gegen Einsamkeit, die durch ewig schlechte Laune verursacht wird: Mustard
Gegen Enttäuschung und Verbitterung: Willow
Gegen Beleidigtsein aus verletzter Eitelkeit: Heather
Gegen Alpträume aus Angst: Mimulus
Gegen Konzentrationsstörungen beim Lernen: Chestnut Bud
Gegen heimlichen Kummer: Agrimony
Gegen Labilität und die Neigung, jedem Rat zu folgen: Cerato

Bach-Blüten für bestimmte Patienten-Gruppen

Bach-Blüten für Babys

Bei Babys sind es meist weniger die klar erkennbaren Krankheiten, die Eltern Sorgen machen, als das unbehagliche Gefühl: Dem Baby fehlt etwas, und man weiß nicht, was. Es quengelt. Es schreit. Es will auf den Arm und immer herumgetragen werden. Die meisten Eltern werden bei den Winzlingen nur dann an eine Bach-Blüten-Therapie denken, wenn sie der Gemütszustand des Babys beunruhigt: Sei es, daß es unnatürlich still, kleinlaut, apathisch oder grantig ist. Dr. Bach selbst vertritt jedoch die These, daß man ihnen durch die Blüten helfen kann, negative Stimmungen und Veranlagungen so rechtzeitig zu überwinden, daß ihr Lebensweg dann leichter und problemloser verläuft. Im englischen Bach-Zentrum ordnet man schon die Babys je nach ihrem Charakter den einzelnen Blüten zu. Da gibt es die zufriedenen, immer freundlichen **Agrimony**-Babys, die nur dann schreien, wenn ihnen etwas Ernstes fehlt, die weinerlichen **Chicory**-Babys, die immerzu herumgetragen werden wollen, die schreckhaften, sensiblen Mimulus -Babys, die nimmermüden, temperamentvollen **Impatiens**-Babys und die genügsamen **Clematis**-Babys, die nur dann aufwachen, wenn sie Hunger haben. Wann immer möglich, versucht man dort, solche unterschiedlichen Charaktere und Grundstimmungen auszugleichen, ehe sie sich zu handfesten Verstimmungen auswachsen. Eltern, denen das übertrieben vorkommen mag, werden aber vielleicht dann an die Blütenessenzen für ihr Baby denken, wenn dem Kleinen etwas fehlt oder wenn es sich sonst auffällig verhält. Dann macht es Sinn, anhand der Charakterstruktur des Kindes die richtige Blüte auszuwählen. Bei sehr kleinen Babys kann man oft davon ausgehen, daß ihr Verhalten die Stimmung der Mutter widerspiegelt. Dann sollten am besten beide die gleichen Blüten einnehmen.

Hier ein paar erprobte Anregungen:
* Wenn ein immer freundliches Baby plötzlich aggressiv oder weinerlich ist: Chicory

- Wenn es quengelt, weil die Zähnchen kommen: Crab Apple (als „Reiniger"), Impatiens (gegen die Ungeduld) und Walnut (um die Zeit des Übergangs zu erleichtern)
- Wenn das Baby immer herumgetragen werden möchte: Chicory – Wenn das Baby sehr schreckhaft ist und bei lauten Geräuschen weint: Star of Bethlehem.
- Wenn das Baby außergewöhnlich stark fremdelt und sehr ängstlich reagiert: Mimulus
- Wenn das Baby ein ausgesprochener Schreihals ist: Impatiens
- Wenn das Baby teilnahmslos wirkt: Clematis

Dosierung und Einnahme:
Morgens und abends je zwei Tropfen aus der Einnahmeflasche, mit Fruchtsaft, Milch, Wasser der Flasche zugegeben.

Bach-Blüten für Kinder

Kinder reagieren oft besonders schnell und positiv auf Bach-Blüten, weil sie die Wirkung hinnehmen, ohne sie unbedingt verstehen zu müssen. Die Essenzen helfen bei Schulproblemen, Eingewöhnungs-ängsten, Geschwisterneid, Prüfungsängsten, Furcht vor Lehrern, Rowdys, bei der Angst, nicht akzeptiert zu werden oder dumm zu sein, bei Mangel an Selbstvertrauen, Konzentrationsschwäche, Eifer-sucht, Aggressivität – kurz, bei all den Problemen, die ein Kinderleben genauso belasten können wie das von Erwachsenen.
Hier ein paar erprobte Anregungen:
- erste Tage in der Schule oder im Kindergarten: Olive, Mimulus, Honeysuckle, Walnut
- bei Schüchternheit: Mimulus
- bei wichtigen Veranstaltungen (Sportfest, Theateraufführung, Prüfung: Larch, Walnut, Olive
- bei auffälliger Aggressivität: Beech, Holly, Vine
- bei Wutanfällen in der Trotzphase: Holly
- bei Angst vor Dunkelheit oder vor dem Alleinbleiben: Mimulus
- bei Mamakindern: Chicory
- bei zappeligen Kindern: Vervain
- bei Heimweh: Honeysuckle
- bei Alpträumen: Rock Rose, Honeysuckle
- bei Eifersucht: Chicory, Holly
- bei Schock, Panik, Schreck: Rescue, Star of Bethlehem.

- bei häufigen Wutanfällen: Holly, Impatiens
- bei Lernschwäche und Konzentrationsstörungen: Chestnut Bud
Dosierung und Einnahme: wie bei Erwachsenen (s. S. 35)

Bach-Blüten und Frauen

Neben den üblichen Indikationen für eine Bach-Blüten-Therapie, die für Männer, Frauen und Kinder (und in manchen Fällen sogar für Tiere und Pflanzen) gleich sind, gibt es im Leben jeder Frau vom Beginn der Pubertät bis zum Ende der Menopause Stimmungsschwankungen, die auf hormonelle Umstellungen zurückzuführen sind. Wenn das Leben und demzufolge auch die Laune wieder einmal verlaufen wie auf einer Achterbahn, können Bach-Blüten dabei helfen, den Übergang in eine neue Lebensphase zu erleichtern und die häufig damit verbundenen Traumata zu verhindern.

Hier ein paar Anregungen. Bitte vergessen Sie jedoch nie, daß Sie nicht nur den Zustand berücksichtigen sollten, in dem Sie sich gerade befinden, sondern stets zu versuchen, einen Zusammenhang zu Ihrer Gesamtpersönlichkeit herzustellen.

Bach-Blüten bei Schlankheitskuren:

- wenn die Pfunde zu langsam schmelzen: Impatiens
- wenn die Begeisterung nachläßt und Sie in Gefahr sind, „schwach" zu werden: Hornbeam
- wenn Sie die Hoffnung aufgeben und ganz schwarz sehen: Gorse
- wenn Sie nach der Diät allzu schnell in schlechte alte Eßgewohnheiten zurückfallen: Chestnut Bud
- wenn Sie mutlos werden: Gentian.

Bach-Blüten im Zusammenhang mit Sex:

- gegen „normale" Ängste (vor Schwangerschaft, Aids, Schmerzen): Mimulus
- gegen unbestimmte Ängste (nicht gut genug zu sein, nicht zu gefallen etc.): Aspen, Larch
- gegen Unsicherheit: Cerato
- gegen das Gefühl, nicht nein sagen zu können: Centaury
- gegen das Gefühl, so tun zu müssen, als ob: Agrimony
- gegen Schuldgefühle: Pine
- gegen das Gefühl, beschmutzt zu sein: Crab Apple

47

Bach-Blüten bei Menstruationsbeschwerden:
- gegen Reizbarkeit vor der Periode: Impatiens
- gegen depressive Stimmung: Mustard
- gegen Intoleranz und Streitsucht: Beech
- gegen Selbstmitleid: Willow
- gegen das Gefühl, unsauber und häßlich zu sein: Crab Apple

Bach-Blüten in der Schwangerschaft:
- gegen unbestimmte Ängste (vor Schmerzen, Umstellung, Komplikationen): Mimulus
- gegen die Angst, der künftigen Aufgabe nicht gewachsen zu sein: Elm
- gegen Schwangerschaftsdepressionen: Mustard
- wenn die Schwangerschaft ein Schock ist: Star of Bethlehem
- wenn man sich plump und häßlich findet: Crab Apple

Bach-Blüten nach der Geburt:
- gegen Wochenbettdepressionen: Mustard
- gegen Mutlosigkeit: Gentian
- gegen Überängstlichkeit: Red Chestnut
- gegen Schmerzen am Dammschnitt: Rescue, Crab Apple

Bach-Blüten in den Wechseljahren:
- gegen starke Gefühlsschwankungen: Cherry Plum
- gegen Weinerlichkeit: Willow
- gegen Resignation und das Gefühl, alt zu werden: Gorse, Willow
- gegen Schmerzen beim Geschlechtsverkehr: Rescue Cream
- gegen das Gefühl, unverstanden zu sein: Willow, Beech

Bach-Blüten als Hilfe in Notfällen

Rescue – die Notfall-Tropfen – sind von allen Bach-Blüten diejenigen, die mit Abstand am häufigsten verwendet werden. Dr. Bach komponierte sie in den frühen 30er Jahren als Krisenmedizin. Erstmalig gab er sie einem jungen Fischer, der nach einem Schiffbruch fast leblos ans Ufer gespült wurde. Dr. Bach benetzte seine Lippen und seine Handgelenke mit Rescue – worauf sich, so wird berichtet, der bis dahin bewußtlose junge Mann senkrecht aufsetzte und um eine Zigarette bat! Rescue besteht aus fünf Essenzen – Star of Bethlehem (gegen Schock), Rock Rose (gegen große Angst und Panik), Impatiens (gegen körperliche und seelische Hochspannung), Cherry Plum (gegen unkontrollierbare Gefühlsausbrüche) und Clematis (gegen das Gefühl völliger Geistesabwesenheit, das häufig einer Ohnmacht vorausgeht). Rescue ist besonders hilfreich bei Schock, Trauma und in sonstigen kritischen Situationen außergewöhnlicher Belastung. Sie stabilisieren das seelische Gleichgewicht und wirken oft innerhalb von Minuten. Das bedeutet allerdings nicht, daß sie ärztliche Hilfe ersetzen können. Notfalltropfen sollten möglichst nur dann eingesetzt werden, wenn es schnell gehen muß und die Zeit für eine individuelle Auswahl der richtigen Blüten nicht reicht. Der Routinegriff, den sich viele Rescue-Fanatiker bei jeder Bagatelle angewöhnt haben, ist zwar nicht schädlich, aber übertrieben und unergiebig. Rescue gibt es als Tropfen pur aus der Stock bottle oder aus der Einnahmeflasche als Creme.

Rescue-Tropfen sind z. B. in diesen Situationen hilfreich:
- beim Zahnarzt gegen Angst und Panik
- vor angstmachenden medizinischen Untersuchungen und Eingriffen (Mammographie, Geburt, Operation)
- bei Lampenfieber und Flugangst
- bei Verletzungen und nach Unfällen
- bei Trennungen
- bei Vorstellungsgesprächen
- äußerlich bei Verbrennungen als Wickel und Kompressen.

Dosierung und Anwendung:
In Notfällen werden zwei Tropfen unverdünnt direkt auf die Zunge, auf die Lippen oder auf das Zahnfleisch gegeben. In weniger dringenden Fällen empfiehlt es sich, vier Tropfen aus dem Vorratsfläschchen (der Stock bottle) mit einem Glas Wasser oder Tee zu vermischen und in kleinen Schlucken zu trinken.

Rescue-Cream – die Salbe für Notfälle
Außer den Notfalltropfen gibt es noch eine Salbe für äußere Verletzungen, die zusätzlich zu den fünf Blütenessenzen das Reinigungsmittel Crab Apple enthält. Sie wird im Prinzip für die gleichen Fälle eingesetzt wie die Tropfen. Viele schwören, daß es nichts Besseres gegen leichte Verbrennungen, Schnittwunden, Sonnenbrand, Verstauchungen oder Entzündungen gibt. Nie auf offene Wunden streichen!

Bach-Blüten für Pflanzen

Seit dem Erscheinen von Tomkins Bestseller „Das geheime Leben der Pflanzen" ist bei vielen Menschen das Verständnis dafür gewachsen, daß Pflanzen Lebewesen sind, die Gefühle haben wie wir. Auch diejenigen , die wenig Interesse an esoterischen Dingen haben, unterhalten sich ganz selbstverständlich mit ihren Zimmerpflanzen, weil sie wissen, daß Pflanzen, die Zuwendung, Interesse und Liebe bekommen, wesentlich besser gedeihen als solche, die nur mit Licht, Dünger und gärtnerischem Know-how betreut werden. Deshalb kommt uns auch die Vorstellung, daß Pflanzen nicht nur Produzenten von Heilmitteln sind, sondern auch selber von Heilmitteln profitieren können, längst nicht mehr so absonderlich vor. Dr. Bach selbst war seit eh und je davon überzeugt, daß Pflanzen, wie alle Lebewesen, Teil der Natur sind und eine innere Lebenskraft haben, die auf die heilenden Energien, die die Natur zur Verfügung stellt, positiv reagiert. Jeder, der sich ein wenig mit ihnen beschäftigt, weiß: Auch Pflanzen können kraftlos und energielos sein. Auch Pflanzen können einen Schock bekommen – durch Kälte, Umtopfen, Umzüge. Natürlich ist es nicht ganz einfach, die Gefühle der Pflanze zu erraten, um ihre emotionale Mißstimmung mit der richtigen Bach-Blüte auszugleichen. Aber oft genug sieht man es ihr an – Sie müssen nur genau hinschauen, um zu wissen, was ihr fehlt.

Hier ein paar Anregungen:
- Eine Pflanze, die jämmerlich ausschaut und offensichtlich „deprimiert" ist, braucht Willow.
- Eine Pflanze, die sich selbst aufgegeben hat, bekommt durch Gorse vielleicht wieder neue Lebenskräfte.
- Eine Pflanze, die von Ungeziefer geplagt ist, erhält durch Crab Apple neue Kräfte.
- Bei Umzügen, zum Anwurzeln von Stecklingen und bei Schock hilft Star of Bethlehem.
- Nach dem Winterlager hilft Olive Kübelpflanzen, neue Energie zu sammeln.
- In Notfällen und wenn Sie beim besten Willen nicht erraten können, was der Pflanze fehlt: Rescue hilft Pflanzen im Schock und Trauma genauso gut wie Menschen.

- Kranke, trockene Blätter leben wieder auf, wenn Sie sie mit verdünnten Rescue-Tropfen besprühen.
- Bei Schnittblumen hilft Walnut zur Eingewöhnung, Rescue gegen undefinierbare Schwäche.
- Rescue und Crab Apple, regelmäßig gesprüht, helfen gegen Ungeziefer und Blattläuse.
- Rescue-Creme, auf abgesägte Äste gestrichen, dient zum Verschließen der Wunde.
- Olive hilft gegen Erschöpfung nach Umtopfen etc.

Dosierung und Anwendung:
Im Garten behandeln Sie Ihre Pflanzen am besten mit einer Gießkanne. 10 Tropfen der entsprechenden Bach-Essenz, mit Wasser aufgefüllt und über mehrere Tage hinweg verabreicht, dürften rasche Hilfe bringen.
Bei Hauspflanzen: 2 Tropfen pro Pflanze täglich, in Wasser verdünnt. Wenn die Pflanze nicht jeden Tag gegossen werden möchte: 1 Teelöffel Wasser genügt.

Bach-Blüten für Tiere

Tiere sind neben Babys und Pflanzen der beste Beweis dafür, daß es sich bei der Heilung durch Bach-Blüten um keine Einbildung handelt. Sie reagieren auf die Essenzen nicht nur sehr gut, sondern bei Trauma oder Schock oft sogar wesentlich schneller als Menschen.

Aber auch charakterliche Mängel – oder jedenfalls Eigenschaften, die den Besitzern „tierisch" zu schaffen machen – lassen sich durch Bach-Blüten beheben. Da ist der Hund, der wegen seines ständigen Gebells in der gesamten Nachbarschaft verhaßt ist (und dadurch seinen Besitzern das Leben nicht gerade leichtmacht). Oder ein anderer, der nach einer Schlägerei mit einem stärkeren Gegner nur noch mit eingezogenem Schwanz herumläuft. Die Katze, die auf ihre gewohnten nächtlichen Ausflüge verzichtet und Tag und Nacht nur noch im Sessel schläft. Oder die andere, die es vor Liebeskummer nicht im Hause hält. Der Kanarienvogel, der nicht mehr singt, seitdem ein Nebenbuhler in seinem Käfig eingezogen ist. Wer sein Tier gut kennt, wird bei der Auswahl der richtigen Bach-Blüten keine großen Probleme haben.

Hier ein paar Anregungen.

Wenn es um unerwünschte Charakterzüge geht: Ist Ihr Haustier:

- ein Angeber? Dann hilft Heather.
- ein Tyrann? Dann hilft Vine oder Chicory.
- ein Sensibelchen? Dann hilft Pine oder Larch.
- ein Angsthase? Dann hilft Mimulus plus Rescue.
- ein Aggressivling? Dann hilft Holly.
- lustlos, apathisch? Dann hilft Clematis oder Wild Rose.
- ein Einzelgänger? Dann hilft Water Violet.

Bei akuter Krankheit: Ist das Tier:

- apathisch? Dann hilft Clematis.
- kläglich, wehleidig? Dann hilft Willow.
- im Schock? Dann hilft Rescue.
- Bei Erbrechen: Rescue.
- Bei Nervosität: Mimulus.
- Gegen Ungeziefer und Flöhe: Crab Apple.

Dosierung:

Hunde und Katzen: zweimal täglich 2 Tropfen aus der Vorratsflasche dem Futter oder Wasser beigemischt.

Große Tiere (Pferde und Kühe): täglich 10 Tropfen pro Eimer Wasser.

Bach-Blütenmittel für astrologisch Interessierte

Wenn Sie sich mit Astrologie beschäftigen, interessiert Sie vielleicht die folgende Übersicht.

Jede Bach-Blüte wird dort dem Urprinzip zugeordnet, das sich im Sternzeichen widerspiegelt.

Widder:	Impatiens, Vervain, Heather, Rock Rose
Stier:	Chicory, Red Chestnut
Zwilling:	Cerato, Elm, Hornbeam, Scleranthus
Krebs:	Clematis, Mimulus, Star of Bethlehem, Honeysuckle
Löwe:	Vine, Olive (Water Violet)
Jungfrau:	Crab Apple, White Chestnut, Larch, Gorse, Gentian
Waage:	Walnut (White Chestnut)
Skorpion:	Holly, Cherry Plum, Rock Water, Pine, Mimulus, Mustard
Schütze:	Agrimony, Sweet Chestnut
Steinbock:	Oak, Beech, Honeysuckle
Wassermann:	Scleranthus, Wild Oat, Chestnut Bud
Fische:	Centaury, Wild Rose, Aspen.

Das Who is Who der Bach-Blüten

Die „sieben wahren Krankheiten" nach Dr. Bach

Nach Dr. Bach sind die 38 negativen Grundstimmungen, die zum Ausbruch einer Krankheit führen können, in sieben Gruppen gegliedert: Angst, Unsicherheit, ungenügendes Interesse an den aktuellen Lebensumständen, Einsamkeit, Überempfindlichkeit gegenüber Ideen und Einflüssen von außen, Unausgeglichenheit und Verzweiflung, übertriebene Fürsorge für andere. Da jede dieser Grundstimmungen andere Ursachen haben kann, ordnet er dem negativen Gefühl auch verschiedene Essenzen zu, je nachdem, wodurch es entstanden ist.

Gegen **Angst** verordnete er, je nach Ursache, Rock Rose, Mimulus, Cherry Plum, Aspen und Red Chestnut, Hornbeam, Wild Oat.

Gegen **Unsicherheit:** Cerato, Scleranthus, Gentian, Gorse.

Gegen **geringe Lebenslust**: Clematis, Honeysuckle, Wild Rose, Chestnut Bud, Olive, White Chestnut, Mustard.

Gegen **Einsamkeit:** Water Violet, Impatiens, Heather, Agrimony.

Gegen **Überempfindlichkeit gegenüber Einflüssen und Ideen:** Agrimony, Centaury, Walnut, Holly.

Gegen **Unausgeglichenheit und Verzweiflung:** Larch, Pine, Elm Sweet Chestnut, Star of Bethlehem, Willow, Oak, Crab Apple.

Gegen **übertriebene Fürsorge für andere**: Chicory, Vervain, Vine, Beech, Rock Water.

Trotz Bachs Überzeugung, daß bei der Verordnung der „richtigen" Blüten Einfachheit, „Simplicity", das oberste Gebot sein muß, ist die Entscheidung oft komplizierter, als Laien sich das zunächst vorstellen. Welches der vier Mittel gegen Einsamkeit soll ich nun nehmen? Nicht gegen jede Form von Einsamkeit hilft Heather. Und gegen Verzweiflung gibt es gleich acht Mittel – welches nehme ich da am besten? Nicht immer ist bei Verzweiflung „Elm" das Mittel der Wahl. Mindestens genauso wichtig wie der emotionale Ist-Zustand eines Menschen sind die Charaktereigenschaften, die zu diesem Zustand geführt haben. Im Laufe der Jahrzehnte haben Bachs engste Mitarbeiter, ebenso wie Ärzte und Heilpraktiker, die mit den Essenzen arbeiten, eine Vielzahl von Methoden entwickelt, die für die Persönlichkeit ihrer jeweiligen Patienten richtigen Essenzen herauszufinden und für jede der 38 Blüten die positiven und negativen Eigenschaften aufzulisten, die mit ihr abgedeckt werden können. Das hilft ein bißchen weiter. Aber die wichtigste und schwierigste Aufgabe ist immer noch, selbstkritisch und ehrlich sich selbst gegenüber in der eigenen Seele nach der schwarzen Grundstimmung zu suchen und zu erkennen, was es eigentlich ist, das einem das Leben schwermacht. In der folgenden Charakterisierung aller 38 Mittel wird immer nach dem gleichen Schema vorgegangen. Das soll Ihnen dabei helfen, bei der Auswahl der für Sie richtigen Blüten alle Eigenschaften gegeneinander abzuwägen und auf diese Weise die optimale Mischung zu finden. Dr. Bach selbst hatte vor jeder seiner Pflanzen größte Hochachtung. Deshalb beginnen wir jede Beschreibung mit einem kurzen botanischen Steckbrief. Es folgt der Versuch einer Erklärung – warum gerade diese Pflanze gegen diesen Gemütszustand hilft? Dann Bachs ganz persönliche Indikation in seinen eigenen Worten und einige typische Gefühle vor der Einnahme, die es Ihnen erleichtern sollen, festzustellen, ob dieses Gefühl auch auf Sie zutrifft.

Bach-Blüten gegen die Angst

Angst, nicht Neid, ist die Wurzel allen Übels, das Gefühl, das uns alle am tiefsten quält: die Angst vor Verlust, vor Krankheit und Tod, vor Schmerzen. Die Angst zu versagen, die Angst vor Einsamkeit, vor Krieg, vor der Hölle. Die Angst, nicht geliebt zu werden. Es gibt Urängste, Alltagsängste, Lebensängste, berechtigte und grundlose Ängste – aber sie alle nehmen uns die Kraft und die Lebensfreude, vernichten und zerstören uns, wenn wir ihnen schutzlos ausgeliefert sind. Nicht umsonst hat Dr. Bach die Angst unter den sieben Gruppen an erster Stelle aufgeführt. Und unter den ersten Mitteln, die er entdeckte, waren zwei, Rock Rose und Mimulus, „for those, who have fear"– für diejenigen, die Angst haben. Dr. Bach unterscheidet nicht zwischen begründeter und unbegründeter Angst. Für ihn ist sie ein Gefühl, das in allen Facetten ernst genommen werden muß – und gegen das es Hilfe gibt.

Fünf Blütenmittel sind es, die Dr. Bach dieser Gruppe zugeordnet hat: Aspen (die Nummer 2 aus der alphabetisch gegliederten Blütenpalette), Cherry Plum (Nummer 6), Mimulus (Nummer 20), Red Chestnut (Nummer 25) und Rock Rose (Nummer 26).

ASPEN
gegen vage Ängste unbekannter Herkunft

Botanischer Steckbrief

(Aspen, Populus tremula, Zitterpappel, Espe.) Ein sommergrüner Laubbaum, die mit Abstand am meisten verbreitete Pappelart in Europa, mit 3-10 cm großen runden oder herzförmigen Blättern. Wächst am Bahnrand, auf Brachland, an Steinbrüchen – überall, wo sie viel Licht bekommt. Noch vor dem Laubaustrieb erscheinen zwischen März und April die männlichen und weiblichen Blüten-Kätzchen. Die männlichen sind meist stark in der Überzahl, grauweiß mit purpurroten Staubgefäßen. Die weiblichen sind kleiner und rundlicher und grün. Die Espe kann bis zu 30 m hoch werden, erreicht allerdings in England diese Höhe meist nicht einmal annähernd.

Warum gerade Aspen: das Wesen der Pflanze

Dr. Bach verbindet mit der Espe das Seelen-Prinzip von Furchtlosigkeit oder Überwindung der Angst. Nicht bei allen Bach-Blüten ist der Bezug so leicht zu verstehen: „Ich zittere wie Espenlaub" ist sogar der volkstümliche bildhafte Ausdruck für das Gefühl von Angst. Er bezieht sich auf das feine Vibrieren der Blätter, das selbst bei völliger Windstille zu sehen ist.

Dr. Bach über Aspen

„Gegen vage, unbekannte Ängste, für die es weder einen Grund noch eine Erklärung gibt. Der Patient hat große Angst, daß etwas Furchtbares geschehen wird, er weiß allerdings nicht, was. Diese unbestimmte, unerklärliche Angst verfolgt ihn möglicherweise Tag und Nacht. Wer darunter leidet, hat oft nicht den Mut, mit anderen über dieses Problem zu reden."

Typische Gefühle vor der Einnahme

Sie sind voll unbestimmter Angst, deren Ursache unbekannt ist. Angst vor eingebildeten Gefahren, Angst vor der Angst, Angst vor Tod, unbegründete und übertriebene Angst vor Krankheit, vor einer Entbindung, Angst vor Geistern, vor Hölle, und Verdammnis, vor der Strafe höherer Mächte, vor dem Alleinsein, schlimme Vorahnungen – wenn Sie von diesen diffusen, aber quälenden Gefühlen und Ängsten verfolgt werden, dann ist es Zeit für Aspen.

Mögliche körperliche oder psychische Symptome

Schweißausbrüche, Herzklopfen, Alpträume, Verkrampfung, kalte Schauder, schneeweiße oder blasse Gesichtsfarbe, Verfolgungswahn, grundlose Angst vor Aids, vor Krebs etc.

Was Aspen bewirken kann

Aspen ist ein Mittel, das Lebensmut verleiht. Sie bekommen allmählich den Mut, zu erkennen, was die Ursache Ihrer Angst ist, und die Kraft, ein Weltbild aufzubauen, in dem Selbstvertrauen und das Vertrauen in andere ihren Platz haben.

Auch gut in der Kombination mit

- **Agrimony,** wenn die Ängste brillant überspielt werden.
- **Mimulus,** wenn man sich vor allem fürchtet, Bekanntem und Unbekanntem, und den Lebensmut zu verlieren droht.
- **Rock Rose,** wenn die Angst zur Panik wird.
- **Scleranthus,** wenn die Angst vor dem Unbekannten dazu führt, daß man keine Entscheidung mehr zu treffen wagt.

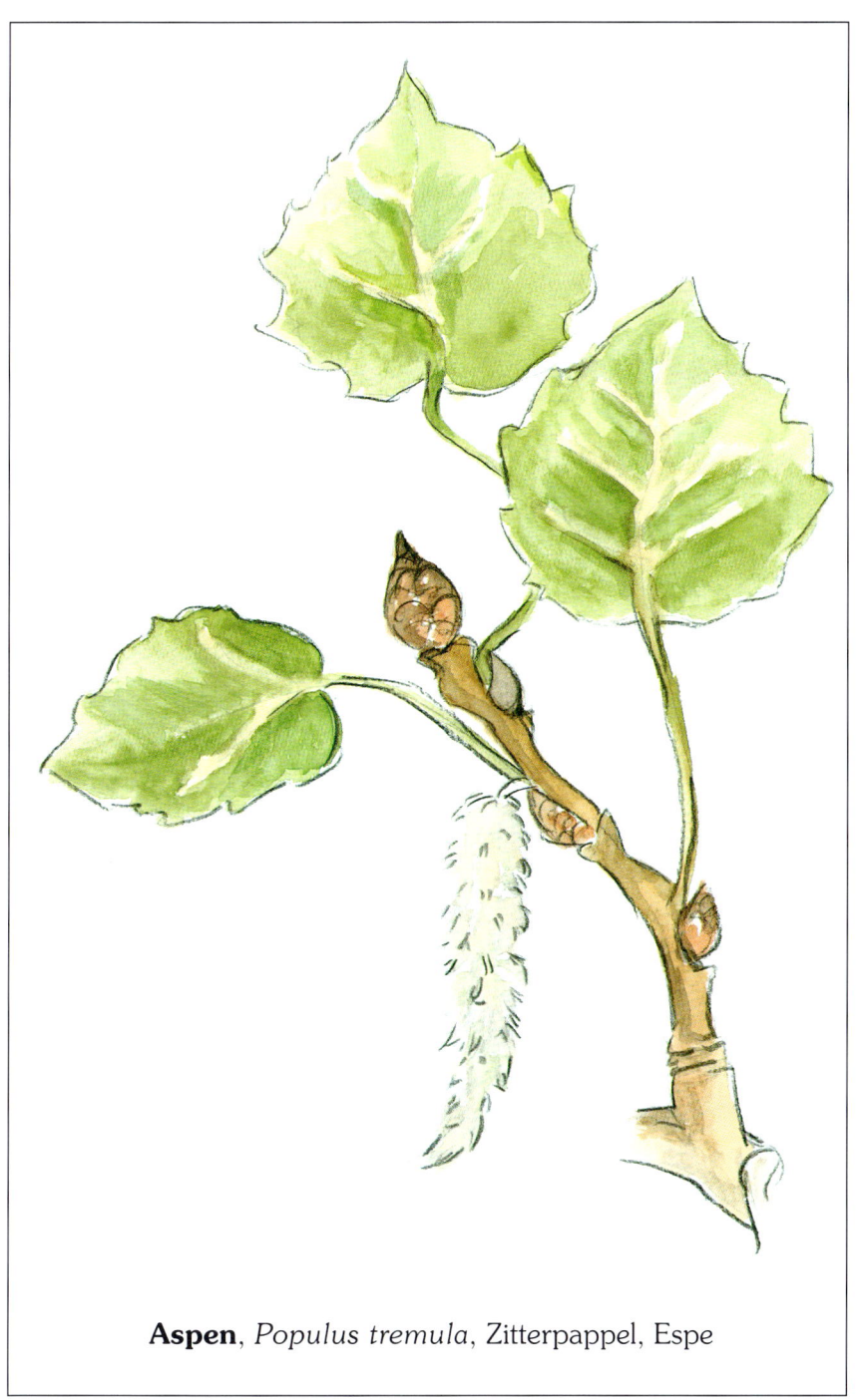

Aspen, *Populus tremula*, Zitterpappel, Espe

CHERRY PLUM
gegen die Angst durchzudrehen

Botanischer Steckbrief
(Cherry Plum, Prunus cerasifera, Kirsch-Pflaume.) Wächst in England als Windschutz am Rande von Obstplantagen. Ähnelt Schlehe und Weißdorn, trägt ebenfalls reinweiße Blüten, die sich je nach Klima zwischen Februar und April öffnen.

Warum gerade Cherry Plum: das Wesen der Pflanze
Dr. Bach entdeckte die Pflanze, als er an einer äußerst schmerzhaften Nebenhöhlenvereiterung litt. Er schreibt der Pflanze mit den strahlend weißen Blüten die innere Qualität von tiefer Ruhe und Gelassenheit zu, Gefühle, die sich nach der Einnahme auf ihn übertrugen.

Dr. Bach über Cherry Plum
„Gegen die Angst, daß der Kopf überfordert werden könnte. Die Angst, den Verstand zu verlieren und entsetzliche und fürchterliche Dinge zu tun. Dinge, die man nicht tun möchte und von denen man weiß, daß sie falsch sind. Und trotzdem kommt es einem in den Sinn, und man verspürt den Drang, es zu tun."

Typische Gefühle vor der Einnahme
Das Gefühl, kurz vor dem Durchdrehen zu sein, gleich kommst du in die Klapsmühle, jetzt fehlt nicht mehr viel, dann ist alles aus. Das Gefühl, als säße man auf einem Pulverfaß oder als ginge jeden Moment die Bombe hoch. Man hat Angst, von Dämonen besessen zu sein, verrückt zu werden, Amok zu laufen. Angst vor der eigenen Gewalttätigkeit. Wenn Sie sich mit diesen Gefühlen identifizieren können, dann ist es Zeit für Cherry Plum.

Mögliche körperliche oder psychische Symptome
Heulkrämpfe, Wutanfälle, Jähzorn, Hysterie, Psychosen, Selbstmordgefahr, Amoklauf, Nervenzusammenbruch.

Was Cherry Plum bewirken kann

Sie entwickeln das Vertrauen in Ihre Fähigkeit, auch unter großem Druck von außen souverän und gelassen zu bleiben und die Emotionen, die Sie in Ihrem Leben vermutlich aus Angst vor den Folgen immer unterdrücken mußten, zu akzeptieren und auf gefahrlose Weise auszuleben.

Auch gut in der Kombination mit

- **Elm,** wenn das Gefühl da ist: Ich bin am Ende.
- **Oak,** wenn jemand durch enormen Streß und Leistungsdruck in diesen Zustand gerät.
- **Rock Rose,** wenn man glaubt, den Verstand zu verlieren.

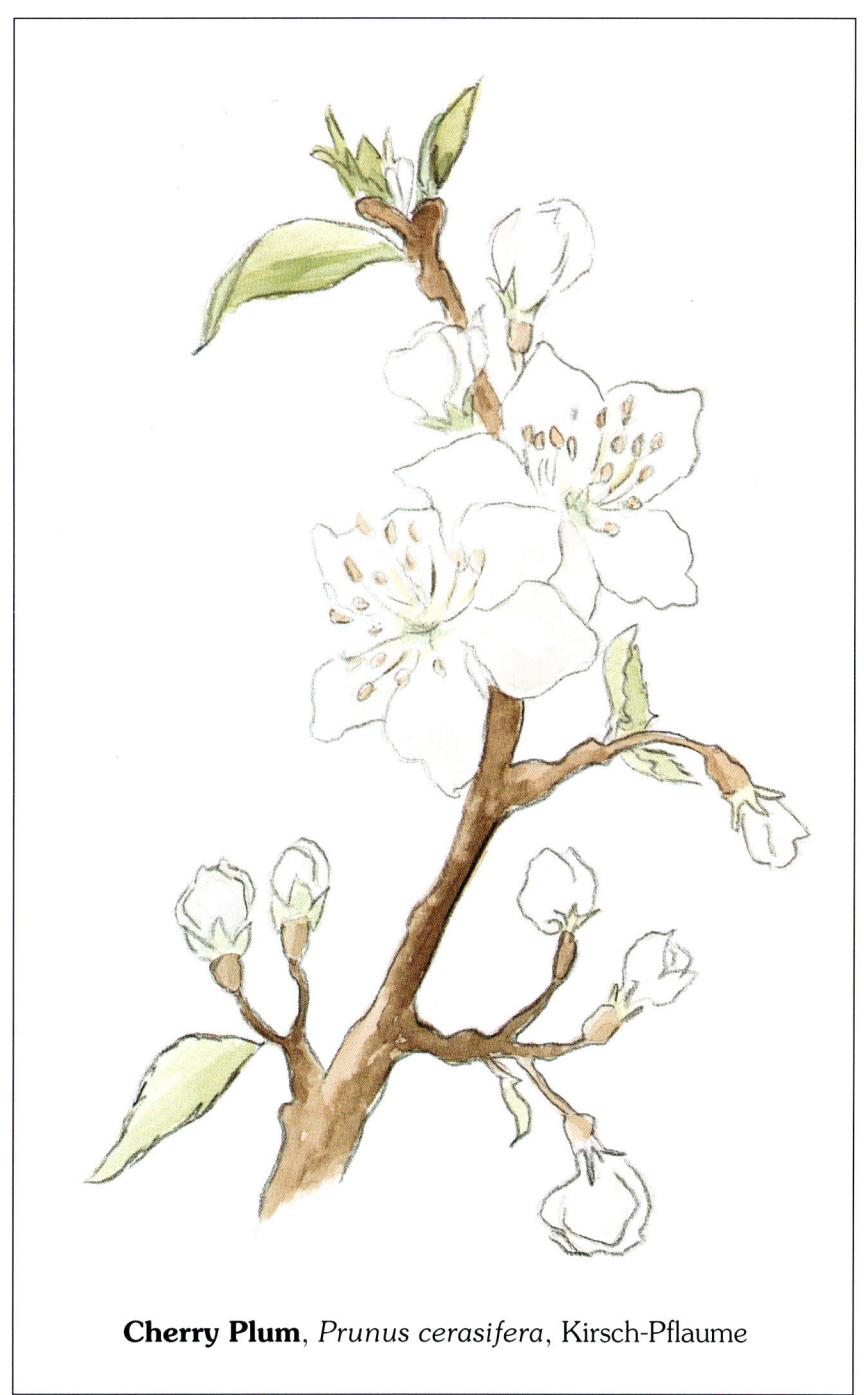

Cherry Plum, *Prunus cerasifera*, Kirsch-Pflaume

MIMULUS
gegen die Angst vor bekannten Dingen

Botanischer Steckbrief
(Mimulus, Mimulus guttatus, gefleckte Gauklerblume.) Gedeiht überall, wo es feucht ist, 20-40 cm hohe Pflanze, meist gelbe Blüten mit roten Flecken. Blütezeit Juni bis September.

Warum gerade Mimulus: das Wesen der Pflanze
Neben Rock Rose war Mimulus eine der ersten Pflanzen, die Dr. Bach entdeckte. Ihn beeindruckte ihre Fähigkeit, sich in widrigen Umständen, zum Beispiel an reißenden Bächen, tapfer zu behaupten. So schrieb er ihr das Prinzip Tapferkeit und Stärke zu – und fand diese Eigenschaften in vielen Versuchen mit sich und anderen bestätigt.

Dr. Bach über Mimulus
„Bei der Angst vor weltlichen Dingen: Krankheit, Schmerz, Unfall, Armut, Dunkelheit, Alleinsein, Unglück. Die Angst vor alltäglichen Dingen. Diese Menschen tragen ihre Angst heimlich und leise mit sich herum, sie trauen sich nicht, frei darüber zu sprechen."

Typische Gefühle vor der Einnahme
Später wird vom englischen Bach-Zentrum präzisiert: Mimulus ist gegen Angst vor konkreten, bekannten Dingen im alltäglichen Leben (im Gegensatz zu Aspen, das gegen unbestimmte Gefühle von Angst und eigentlich unbegründeter Angst vor unbekannten Dingen ist.)

Typische Mimulus-Ängste: vor Menschen sprechen, öffentlich auftreten, vor dem Gehaltsgespräch, vor der Auseinandersetzung mit der Hausbesitzerin. Angst vor Aufzügen, vor Spinnen, vor bestimmten Krankheiten, vor Menschenmengen. Angst vor dem Altwerden, vor dem Sterben, vor den Wechseljahren, vor der Entbindung, vor ungewollter Schwangerschaft, vor Aids, vor sexuellen Kontakten.

Mögliche körperliche oder psychische Symptome
Schüchternheit, Überempfindlichkeit (Allergien), Neigung zum Kränkeln, Stottern, Erröten, nervöses Lachen, Übervorsichtigkeit.

63

Was Mimulus bewirken kann

Sie schaffen es nun, in wichtigen Begegnungen und in Krisen über sich selbst hinauszuwachsen und Situationen, die Sie früher so gefürchtet haben, mit Humor, Gelassenheit und Verständnis zu überwinden.

Auch gut in der Kombination mit

- **Agrimony,** wenn man die Angst stets verbirgt.
- **Larch,** wenn geringes Selbstvertrauen die Ursache ist.
- **Hornbeam,** wenn man Angst hat zu versagen.
- **Rock Rose,** wenn man zu Panik neigt.

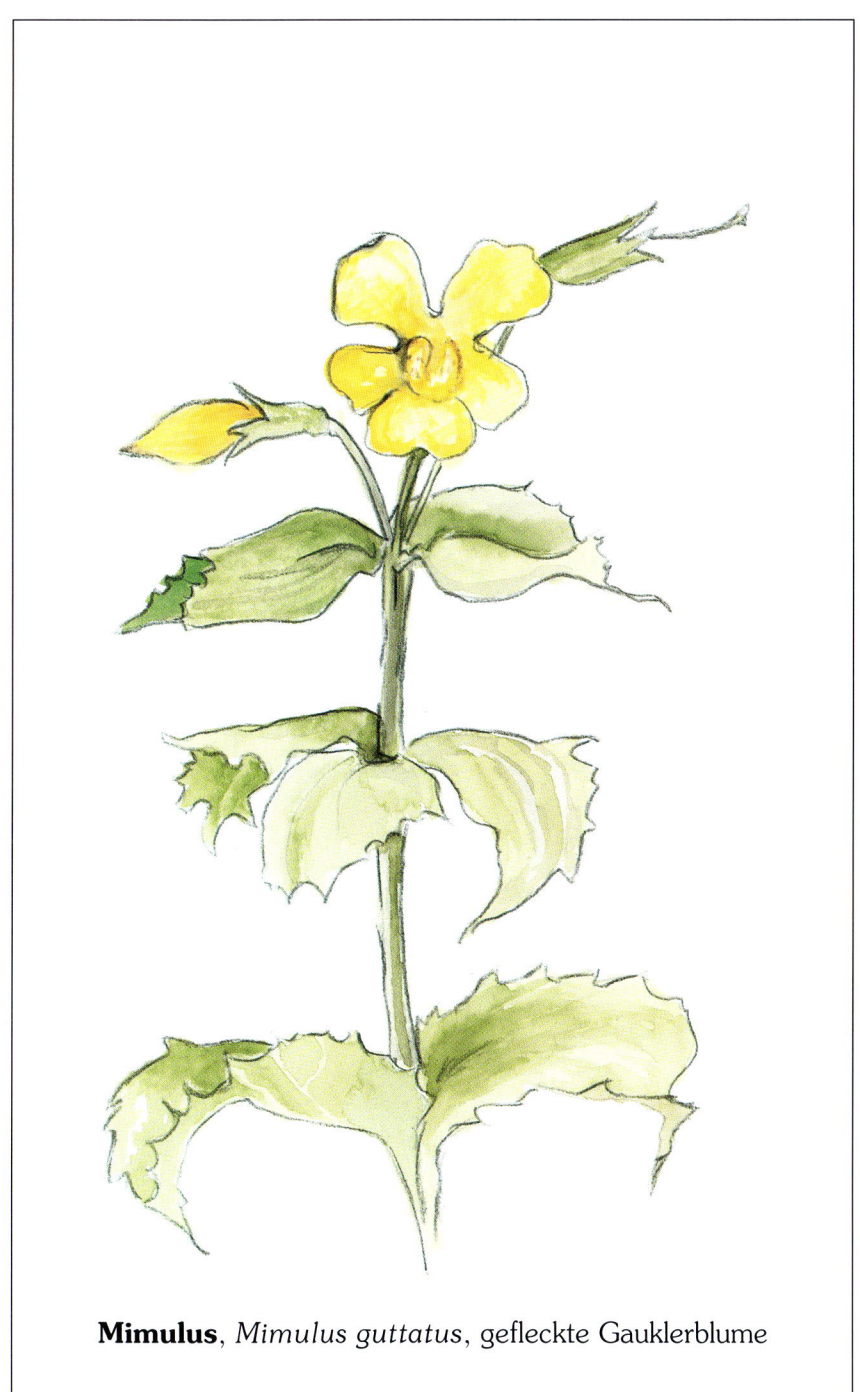

Mimulus, *Mimulus guttatus*, gefleckte Gauklerblume

RED CHESTNUT
gegen zwanghafte Sorge um andere

Botanischer Steckbrief
(Red Chestnut, Aesculus carnea, Rote Kastanie.) Laubabwerfender sommergrüner Baum, etwas kleiner als die Gemeine weiße Roßkastanie, auch nicht so robust. Handförmige Blätter und hellrote, sehr zahlreiche Blüten auf langen, aufrechten Rispen. Blütezeit Mai bis Juni.

Warum gerade Red Chestnut: das Wesen der Pflanze
Die kraftvolle, lebensstarke, blutvolle, lebendige Verbindung zwischen zwei Menschen (angedeutet durch die starken, leuchtendroten Blüten) war für Dr. Bach ein Wegweiser zu den Seelenqualitäten Fürsorge und Nächstenliebe, die die Rote Kastanie kennzeichnen.

Dr. Bach über Red Chestnut
„Für Menschen, denen es schwerfällt, sich nicht um andere zu sorgen. Häufig haben sie aufgehört, sich um sich selbst zu sorgen, aber für die, die sie gern haben, sorgen sie sich möglicherweise zuviel, häufig rechnen sie damit, daß ihnen etwas Schlimmes passiert."

Typische Gefühle vor der Einnahme
Für Menschen, die zu Selbstaufopferung neigen, zu Schwarzseherei, Überbesorgtheit, die die Kinder nicht aus den Augen lassen, nicht schlafen können, wenn die Kinder nicht im Haus sind. Übertriebene Angst um den Partner, wenn er mit dem Auto unterwegs ist, und die Neigung, wenn es um geliebte Menschen geht, aus jeder Mücke einen Elefanten zu machen.

Mögliche körperliche oder psychische Symptome
Gequälter Gesichtsausdruck, als trügen sie die Last der Welt auf ihren Schultern, stets unruhig, Schlafstörungen, Niedergeschlagenheit. Neigung zu Kreislaufstörungen, Herzbeschwerden und nervösen Störungen.

Was Red Chestnut bewirken kann

Sie hören nun damit auf, sich ständig die Probleme der anderen zu eigen zu machen und sich pausenlos um Ihre Mitmenschen zu sorgen. Statt dessen entwickeln Sie einen gesunden Egoismus, der Sie vor der Neigung schützt, andere vor ihrem Schicksal bewahren zu müssen, und lernen, Vertrauen und Zuversicht zu haben und zu zeigen.

Auch gut in der Kombination mit

- **Chicory,** bei totaler Selbstaufopferung.
- **Pine,** Sorgen durch ein unbegründetes schlechtes Gewissen.
- **Cherry Plum,** wenn man vor Sorge ausrastet und zum Überreagieren neigt.

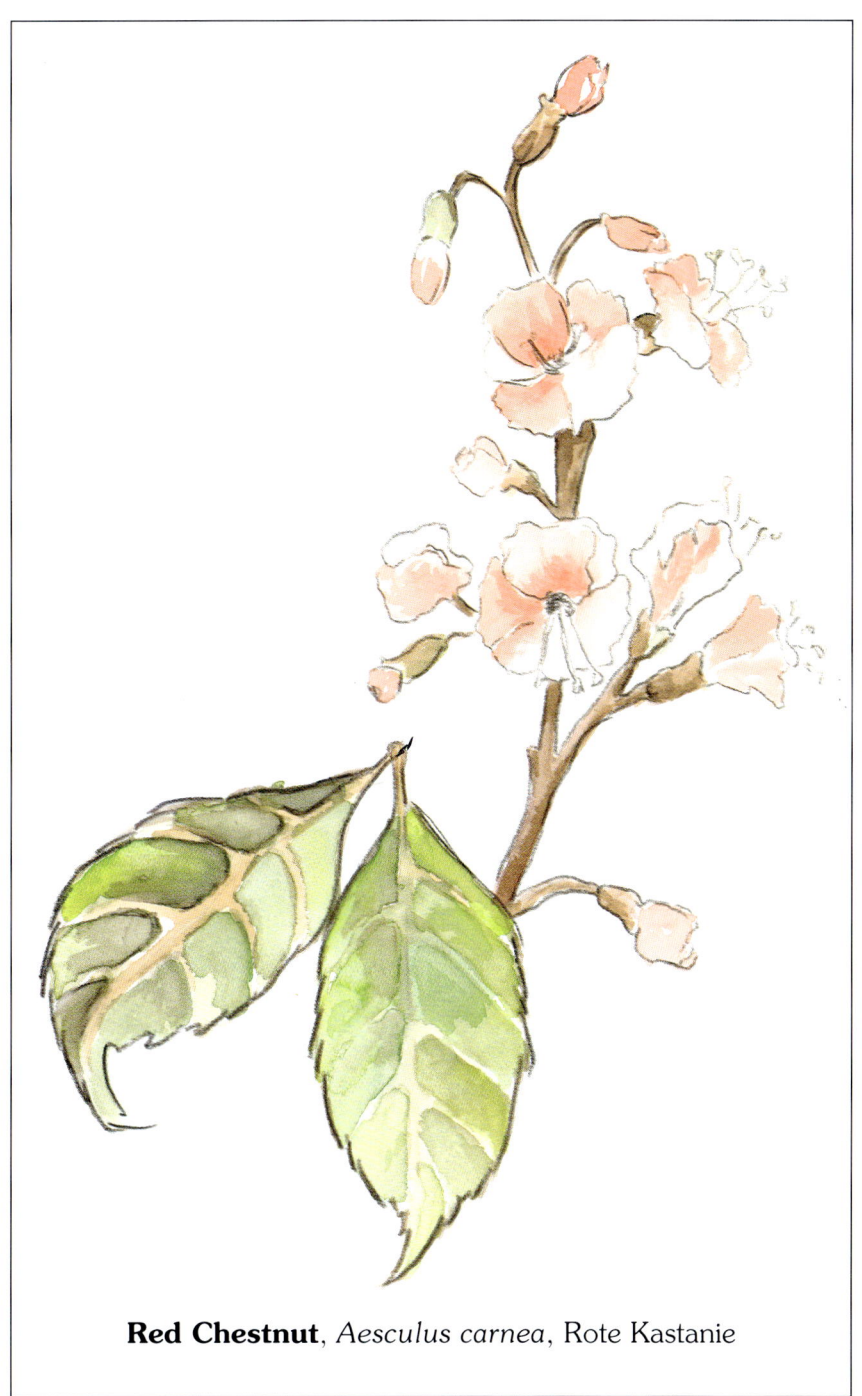

Red Chestnut, *Aesculus carnea*, Rote Kastanie

ROCK ROSE
bei Panikattacken und in Notfällen

Botanischer Steckbrief
(Rock Rose, Helianthemum nummularium, Gelbes Sonnenröschen.)
Bei mildem Klima mehrjährige immergrüne Halbsträucher, anspruchs-
los, buschig, mit strahlend gelben Blüten. Blütezeit von Juli bis September.

Warum gerade Rock Rose: das Wesen der Pflanze
Das Gelbe Sonnenröschen vermittelt Mut und Standhaftigkeit und ist
eine der wichtigsten in der Reihe der Bach-Blüten für den Notfall. Die
Signalfarbe Gelb bedeutet: Achtung: Panik im Anzug!

Dr. Bach über Rock Rose
"Notfallmedizin. Für Fälle, in denen es aussieht, als gäbe es keine
Hoffnung mehr. Bei Unfall oder plötzlicher Krankheit oder wenn der
Patient sehr viel Angst hat oder in Panik verfällt oder wenn der Zustand ernst genug ist, um allen um ihn herum große Angst einzuflö-
ßen. Wenn der Patient bewußtlos ist, können die Lippen mit dem
Heilmittel benetzt werden. Andere Essenzen sind eventuell zusätzlich
notwendig: z. B. in einem Zustand der tiefen schlafähnlichen Bewußtlosigkeit Clematis, oder bei qualvollem Schmerz Agrimony usw."

Typische Gefühle vor der Einnahme
Man ist in Panik, im Schock, hat Angst, den Kopf zu verlieren und
daß das Leben auf dem Spiel geht. Drogensüchtige auf Entzug brauchen Rock Rose. Wenn vor Schreck der Verstand aussetzt. Bei Fehl-
geburten, Todesfällen und anderen akuten Lebenskrisen. Wenn Sie
nervlich am Ende sind und durchzudrehen drohen, ist es höchste Zeit
für Rock Rose.

Mögliche körperliche oder psychische Symptome
Bewußtlosigkeit, schwere Alpträume, hysterische Ausbrüche, Nacht-
schweiß, unerklärliche nächtliche Panikanfälle, leichenblasse Haut.
Schock-Symptome: kalter Schweiß, Herzklopfen, Erstarren.

Was Rock Rose bewirken kann

Überbrückt den akuten Notfall. Fördert aber auch langfristig Mut und Standhaftigkeit und die Fähigkeit, in Krisen über sich hinauszuwachsen. Deshalb auch gut für Menschen, die zu Panik neigen und leicht hysterisch reagieren.

Auch gut in der Kombination mit

- **Clematis,** bei Ohnmachtsanfällen.
- **Elm,** wenn man bei großem Streß durchdreht.
- **Mimulus,** wenn man aus Ängstlichkeit zu Panikmache neigt.
- **Red Chestnut,** wenn übertriebene Sorge um liebe Menschen der Grund zur Panik ist.

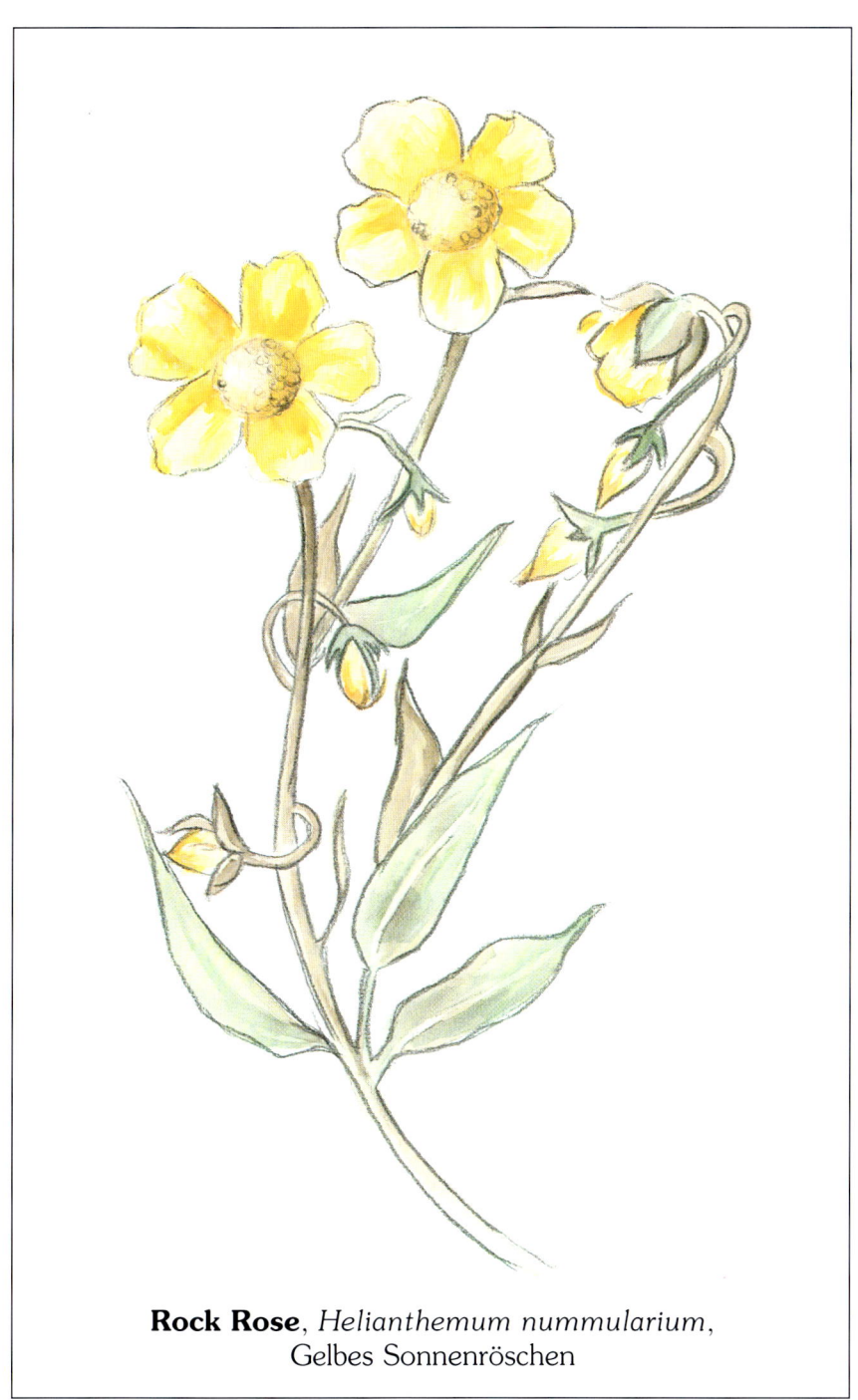

Rock Rose, *Helianthemum nummularium*,
Gelbes Sonnenröschen

Bach-Blüten gegen Unsicherheit

Unsicherheit ist das Gegenteil von Selbstbewußtsein. Eine Eigenschaft, die allen, die es – aus welchen Gründen auch immer – nie gelernt haben, sich selbst zu vertrauen, zutiefst zu schaffen macht. Letzten Endes steckt natürlich auch dahinter wieder Angst: die Angst, sich zu blamieren, die Angst zu versagen, die Angst, sich zu verzetteln, die Angst, nicht schön, nicht klug, nicht gut genug zu sein. Nun gibt es diverse Methoden, sein Selbstbewußtsein zu trainieren, und viele davon wirken sogar recht gut. Sie können Kurse belegen, in denen Sie rhetorisch geschult werden, Sie können Körperhaltungen und Bewegungen einstudieren, die mehr Selbstvertrauen ausdrücken, als Sie eigentlich haben. Sie können kluge Bücher lesen („Ich bin okay, du bist okay") lesen, positives Denken üben. Vermutlich werden Sie dabei lernen, in bestimmten Situationen eine gewisse Sicherheit an den Tag zu legen, aber Ihre innere Unsicherheit werden Sie auf diese Weise nicht los. Sie können bei einer Psychotherapie oder in Selbsterfahrungsgruppen den Wurzeln Ihrer Unsicherheit auf die Spur zu kommen versuchen. Oder aber Sie probieren es mit Bach-Blüten. Auch dabei geht es nicht ohne harte Arbeit an sich selbst. Aber zumindest haben Sie in den heilkräftigen Pflanzen Helfer, die Ihnen bei Ihren Bemühungen zunächst fast unmerklich, aber überaus mächtig zur Seite stehen.

Sechs Essenzen sind es, die Dr. Bach dieser Gruppe zugeordnet hat: Cerato (die Nummer 5 aus der alphabetisch gegliederten Blütenpalette), Scleranthus (Nummer 28), Gentian (Nummer 12), Gorse (Nummer 13), Hornbeam (Nummer 17) und Wild Oat (Nummer 36).

CERATO
gegen Unsicherheit aus mangelndem Selbstbewußtsein

Botanischer Steckbrief
(Cerato, Ceratostigma Willmottiana, Bleiwurz.) Stammt ursprünglich aus dem Himalaja. Wächst in England wild wie alle Pflanzen, die als Bach-Blüten verwendet werden, wird aber auch in englischen Bauerngärten gepflanzt, 30-120 cm hoch und trägt von August bis September kleine blaue Blüten.

Warum gerade Cerato: das Wesen der Pflanze
Cerato stärkt die innere Stimme, das Urvertrauen: Du wird es schon richtig machen. Fehlt dieses Vertrauen, so kommt es zu der Unentschlossenheit, die die Pflanze (auch) ausdrücken kann, indem sie die Farbe wechselt.

Dr. Bach über Cerato
„Für diejenigen, die nicht genügend Selbstvertrauen haben, ihre eigenen Entscheidungen zu treffen. Sie suchen ständig bei anderen Rat und lassen sich häufig in die Irre führen."

Typische Gefühle vor der Einnahme
Das schaffst du nie, alle anderen sind klüger, schöner, wissen es besser. Man neigt dazu, alles, was andere (ganz besonders Autoritätspersonen) sagen, für bare Münze zu nehmen, traut sich selbst dann nicht zu widersprechen, wenn man etwas besser weiß, tut sich unendlich schwer, zu einer einmal gefaßten Meinung zu stehen, wirkt wie das „Fähnchen auf dem Turm" und verzettelt sich im Unwesentlichen.

Machen oft den Eindruck, alles nachzuahmen (Kleidung, Mode, Trends, alles, was „in" ist), um nur ja nichts falsch zu machen. Sind ständig umgeben von ihrem Gegenpol: den „Schulmeister"-Typen, die zu allem und jedem ihre Meinung haben.

Mögliche körperliche oder psychische Symptome
Wirken niedergeschlagen, verzagt und oft depressiv und so, als seien sie eigentlich immer auf das Schlimmste gefaßt.

75

Was Cerato bewirken kann

Cerato ist ein Mittel, das Ihnen das Vertrauen gibt, Ihrer inneren Stimme Glauben zu schenken, sich zu einer Meinung zu entscheiden, diese nach außen zu vertreten und auch dann dazu zu stehen, wenn sich im nachhinein erweist, daß Sie einen Fehler gemacht haben. Aus Schaden, wissen Sie nun, wird man klug!

Auch gut in der Kombination mit

- **Larch,** wenn die Unsicherheit eine Folge von Minderwertigkeitskomplexen ist.
- **Walnut,** wenn man sich allzu leicht beeindrucken läßt.
- **Pine,** wenn einen ständig das schlechte Gewissen plagt.

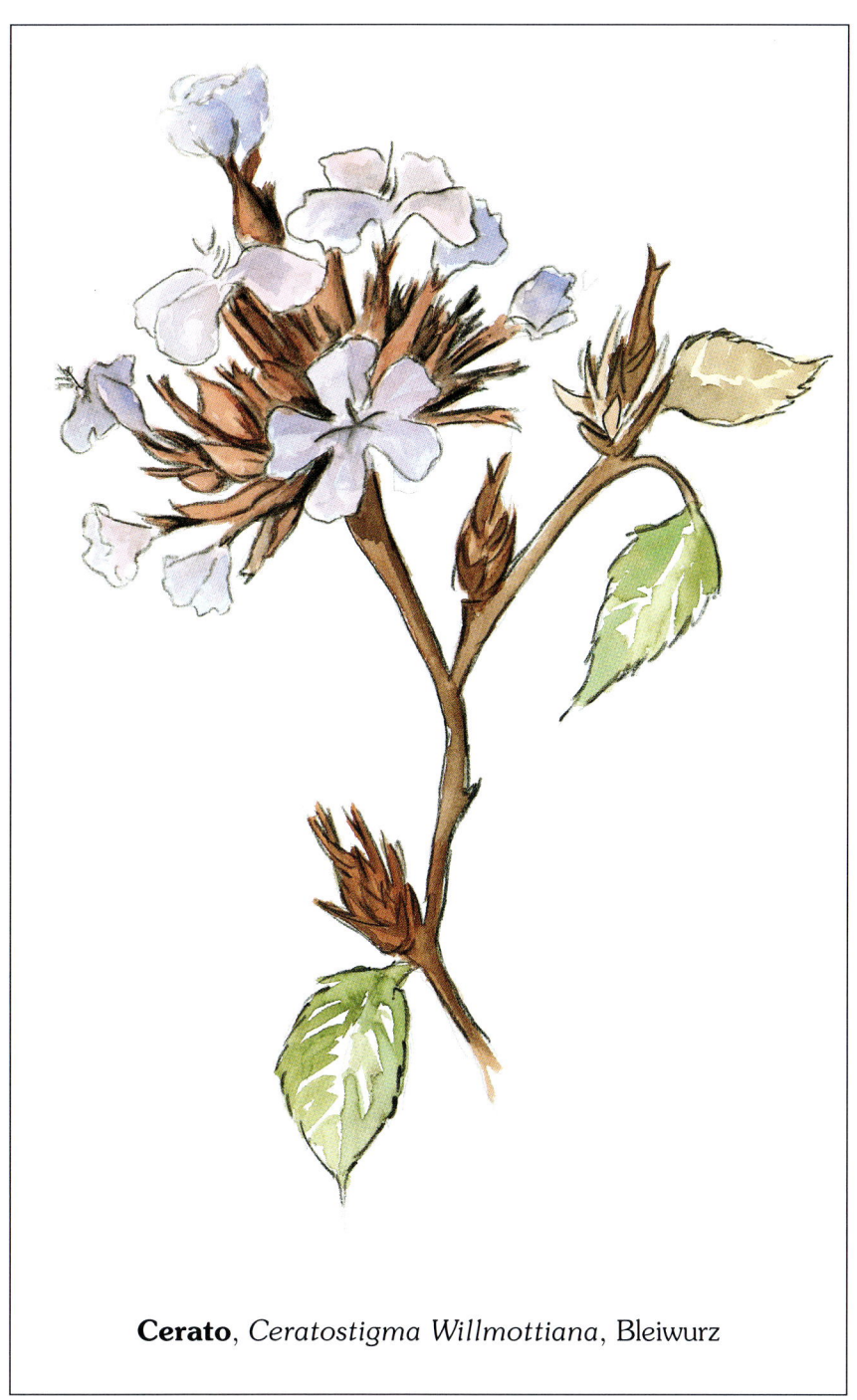

Cerato, *Ceratostigma Willmottiana*, Bleiwurz

SCLERANTHUS
gegen Entscheidungsschwierigkeiten

Botanischer Steckbrief
(Scleranthus, Scleranthus annuus, einjähriger Knäuel.) Einjähriges Wildkraut, das häufig in Weizenfeldern wächst, entweder als kleiner Busch oder aber als flacher Kriecher. Stiel und Seitenzweige sind so verflochten, daß man Schwierigkeiten hat zu erkennen, wo der eine aufhört und der andere anfängt. Trägt zwischen Juni und September Büschel von kleinen blaßgrünen Blüten.

Warum gerade Scleranthus: das Wesen der Pflanze
Der Scleranthus ist nach Dr. Bach das Symbol für Ausgewogenheit und inneres Gleichgewicht.

Dr. Bach über Scleranthus
„Für diejenigen, die darunter leiden, daß sie sich nicht zwischen zwei Dingen entscheiden können. Erst kommt ihnen das eine richtig vor und dann das andere. Normalerweise sind das ruhige Menschen, die ihre Schwierigkeiten mit sich allein ausmachen, denn sie haben nicht die Neigung, mit anderen darüber zu diskutieren."

Typische Gefühle vor der Einnahme
Scleranthus-Kandidaten sind Menschen, deren Unsicherheit dazu führt, daß sie große Schwierigkeiten haben, zu einem Entschluß zu kommen, und dann noch größere, zu dieser Entscheidung zu stehen. Sie haben nie gelernt, daß man im Leben ohne weiteres Fehler machen darf, und versuchen deshalb, es allen recht zu machen. Diese – wie der Volksmund sagt, „heute hü, morgen hott" – Mentalität (Was kümmert mich mein dummes Geschwätz von gestern?) macht ihnen dann oft erst recht Schwierigkeiten, weil man sie für unzuverlässig und manchmal sogar für skrupellos hält.

Scleranthus-Typen kennen meist ihre Schwäche sehr genau und leiden unter ihrer Sprunghaftigkeit. Aber sie würden sich eher die Zunge abbeißen, als mit jemandem darüber zu sprechen.

Mögliche körperliche oder psychische Symptome

Häufig wechselnde Beschwerden und Wehwehchen – heute tut's hier weh, morgen da. Starke Stimmungsschwankungen und sogar auffällige Schwankungen in der Körpertemperatur. Gleichgewichtsstörungen, Wechsel zwischen Durchfall und Verstopfung, Heißhunger und Appetitlosigkeit. Konzentrationsschwäche.

Was Scleranthus bewirken kann

Scleranthus vermittelt Sicherheit und die innere Kraft, konsequent zu bleiben und zu seinen Entscheidungen zu stehen. Auch Rat und Hilfe von anderen zu erbitten – und anzunehmen – fällt mit Scleranthus leichter.

Auch gut in der Kombination mit

- **Mimulus,** wenn die Entscheidungsunfähigkeit eine Folge von Angst ist.
- **Impatiens** bei großer Ungeduld.
- **Cerato,** wenn Unsicherheit und Entscheidungsschwäche einander bedingen.

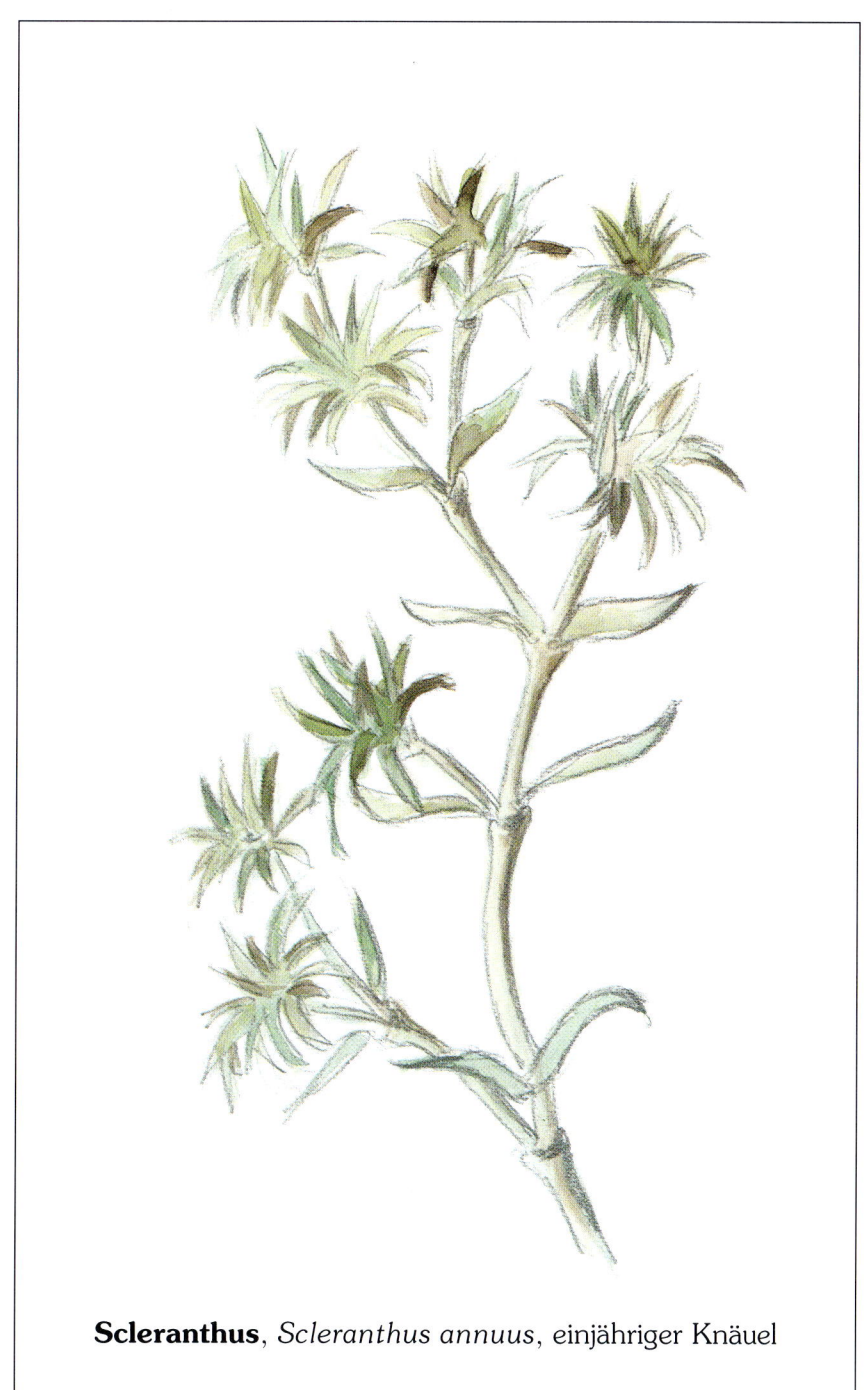

Scleranthus, *Scleranthus annuus*, einjähriger Knäuel

GENTIAN
gegen Mutlosigkeit und Skepsis

Botanischer Steckbrief
(Gentian, Gentiana amarella, Herbstenzian oder Bitterer Enzian.) Eine stolze, kleine Pflanze, deren Wurzeln tief in das Erdreich ragen, die auf kärgstem Boden überleben kann und im Spätsommer und Herbst (August bis Oktober) wunderbar leuchtendblaue, manchmal auch purpurfarbene Blüten trägt.

Warum gerade Gentian: das Wesen der Pflanze
Der Enzian verkörpert innere Stärke und den Glauben an den Sinn des Lebens, an das Göttliche, unabhängig von allen Religionen, und nicht zuletzt auch an sich selbst.

Dr. Bach über Gentian
„Für diejenigen, die sich leicht entmutigen lassen. Selbst wenn sie – bei einer Krankheit oder in den Dingen des täglichen Lebens – gute Fortschritte machen, kann der kleinste Rückschlag, das kleinste Hindernis Zweifel am Vorwärtskommen verursachen und sie völlig entmutigen."

Typische Gefühle vor der Einnahme
Gentian ist die Skeptiker-Blüte. Für Menschen, die viel zu schnell den Kopf hängen lassen und bei der kleinsten Schwierigkeit aufgeben, weil sie davon überzeugt sind: Das geht sowieso schief. Ich schaffe das im Leben nicht. Erfolg zu haben ist in ihrem Selbstbild nicht vorgesehen, sie sind auf Mißerfolg programmiert, und wenn sie wirklich einmal Erfolg haben, können sie damit nicht umgehen. Lieber glauben sie daran, daß sie zu den ewigen Versagern gehören, und so werfen sie die Flinte lieber gleich ins Korn. Viele Bach-Blüten-Therapeuten geben als erste Blüte Gentian.

Mögliche körperliche oder psychische Symptome
Gentian-Menschen lassen häufig den Kopf hängen, haben einen leidenden Zug um den Mund, neigen zu Melancholie und Depressionen.

Wenn sie krank werden, kommt es immer wieder zu Rückfällen, obgleich sie schon eine ganze Weile auf dem Weg der Besserung sind.

Was Gentian bewirken kann

Gentian stärkt die Willenskraft und den Glauben an sich selbst. Sie überwinden damit Ihren gewohnten Pessimismus und lernen es, die Ärmel aufzukrempeln und die Probleme des Alltags mit Mut, Selbstvertrauen und Optimismus anzugehen. Auch in akuten Fällen – vor Prüfungen oder wichtigen Terminen – gibt Gentian Ihnen die Kraft, die Situation mit Mut, Selbstbewußtsein und Optimismus durchzustehen.

Auch gut in der Kombination mit

- **Elm,** wenn die Mutlosigkeit durch Überforderung verursacht wurde.
- **Walnut,** wenn man sich einem neuen Lebensabschnitt nicht gewachsen fühlt.
- **Honeysuckle,** wenn man daran glaubt, daß früher alles viel besser war.

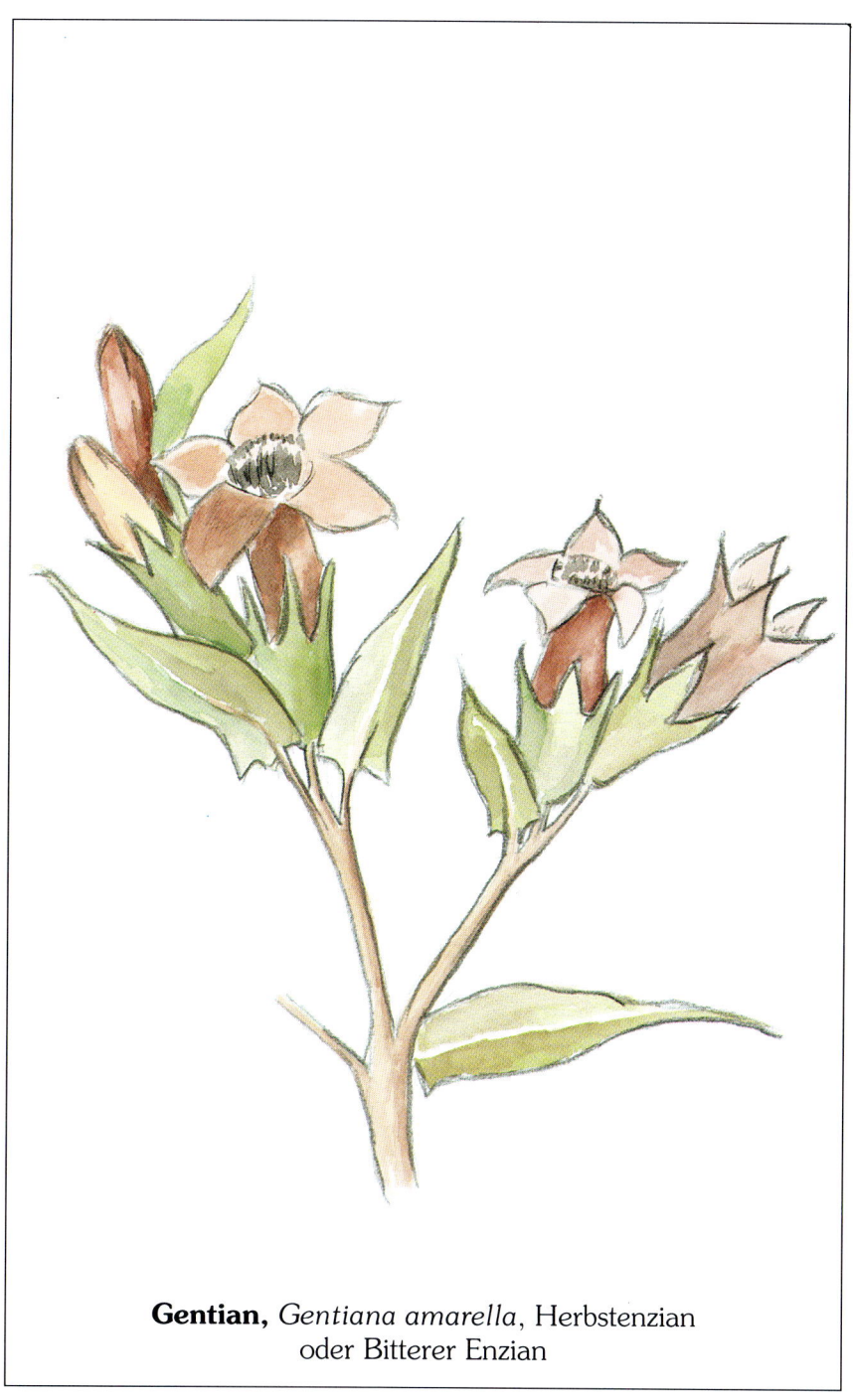

Gentian, *Gentiana amarella*, Herbstenzian
oder Bitterer Enzian

GORSE
gegen Pessimismus und Schwarzseherei

Botanischer Steckbrief
(Gorse, Ulex europaeus, Stechginster.) Wächst überall, wo es steinig, trocken oder karg ist, und trägt zwischen Februar/März und Juni an dornigen Stielen unzählige leuchtende sonnengelbe Blüten.

Warum gerade Gorse: das Wesen der Pflanze
Der robuste Stechginster hat die hervorstechende Eigenschaft, auch dann nicht die Hoffnung aufzugeben, wenn es im Leben mal dornig ist, sondern voll Optimismus daran zu glauben, daß eines Tages die Sonne wieder scheinen wird, und mit neuem Mut weiterzumachen.

Dr. Bach über Gorse
„Bei sehr großer Hoffnungslosigkeit; für Menschen, die den Glauben aufgegeben haben, daß ihnen noch geholfen werden kann. Unter Druck – oder um anderen eine Freude zu machen – probieren sie vielleicht andere Behandlungsformen aus, doch gleichzeitig versichern sie den Menschen um sich herum, daß so wenig Hoffnung auf Besserung besteht."

Typische Gefühle vor der Einnahme
In einer Lebenskrise oder nach einer persönlichen Niederlage schafft man es nicht mehr, aus dem Gefühl der Hoffnungslosigkeit herauszukommen. Man hat den Glauben an sich selbst und an das Leben verloren: Es ist sowieso alles sinnlos, mir kann niemand mehr helfen, es ist alles zu spät. Die Verzweiflung ist wie ein tiefes, schwarzes Loch. Alles was bleibt, ist Resignation.

Mögliche körperliche oder psychische Symptome
Die fahlen, blassen, ausgezehrten Gorse-Menschen vermitteln schon körperlich den Eindruck, daß sie sich selbst aufgegeben haben. Sie wollen gar nicht mehr – weder gesund werden noch weiterleben, noch daran glauben, daß das Leben je wieder für sie helle Seiten haben könnte. Bei schweren, hoffnungslos scheinenden Krankheiten (Krebs,

Aids) oder in scheinbar ausweglosen Situationen (Totaloperation, definitiver Nachweis von Unfruchtbarkeit) scheint jeder Funke von Lebenskraft und Lebenswillen erloschen zu sein.

Was Gorse bewirken kann

Gorse kann Ihnen dazu verhelfen, neuen Lebensmut zu schöpfen – nicht aufgesetzt, um den anderen eine Freude zu machen, sondern von innen heraus. Sätze wie „Man soll die Hoffnung" nie aufgeben" sind der erste Schritt aus der Hoffnungslosigkeit und damit oft auch der erste Schritt zur Heilung.

Auch gut in der Kombination mit

- **Mustard,** wenn sich die Hoffnungslosigkeit in tiefer Depression äußert.
- **Sweet Chestnut,** wenn alles, aber auch wirklich alles rabenschwarz ist.
- **Olive,** wenn man körperlich so erschöpft ist, daß man nicht mehr die Kraft zum Weitermachen hat.

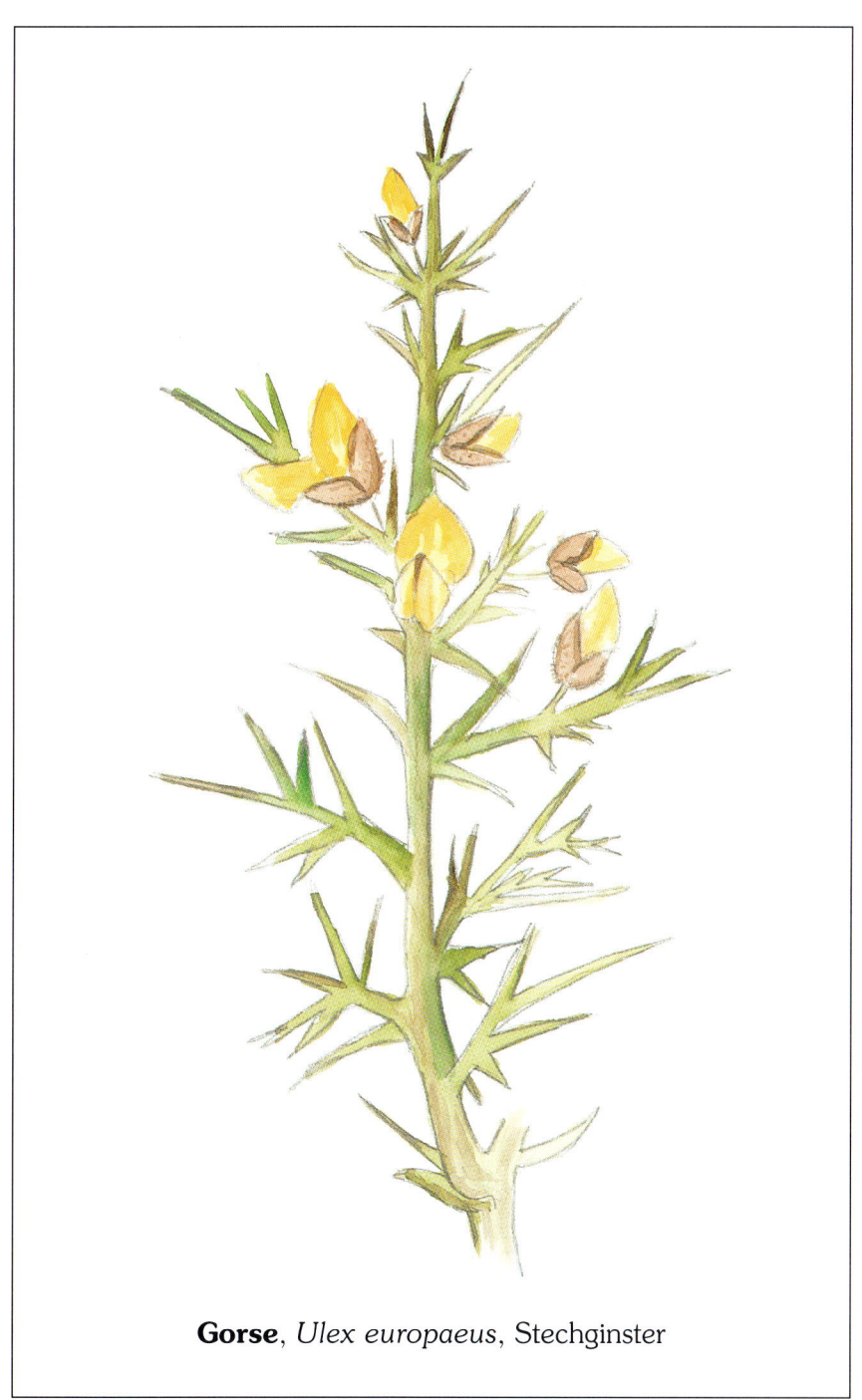

Gorse, *Ulex europaeus*, Stechginster

HORNBEAM
gegen allgemeine Lustlosigkeit und den Montagmorgen-Blues

Botanischer Steckbrief
(Hornbeam, Carpinus Betulus, Weißbuche oder Hainbuche.) Ein statt-licher Laubbaum mit breiter Krone, wird bis zu 20 m hoch. Hat ei-förmige, gezahnte, frisch grüne Blätter und hängende männliche 3 – 5 cm lange Kätzchen und weibliche Blütenstände mit blaßgrünen Hochblättern. Blütezeit von April bis Mai.

Warum gerade Hornbeam: das Wesen der Pflanze
Die nahezu unverwüstliche Hainbuche beweist ungebrochene Lebens-kraft, Mut und Zähigkeit auch unter härtesten Bedingungen.

Dr. Bach über Hornbeam
„Für diejenigen, die glauben, daß sie körperlich oder geistig nicht stark genug sind für die Bürde, die ihnen das Leben aufgeladen hat. Die Alltagsaufgaben glauben sie unmöglich bewältigen zu können, obgleich sie es fast immer schaffen, ihre Aufgaben zu erfüllen.

Für diejenigen, die glauben, daß ein Teil ihres Körpers oder ihrer Seele eine Stärkung braucht, bevor sie mit ihrer Arbeit fortfahren können.“

Typische Gefühle vor der Einnahme
Hornbeam ist die Pflanze für das typische Montagmorgen-Gefühl: Am liebsten ziehe ich mir die Decke über den Kopf und schlafe weiter. Lustlosigkeit, Überforderung, das Gefühl, daß einem selbst die alltäg-lichen Routinearbeiten zuviel werden, auch dann, wenn eigentlich gar nichts Besonderes ansteht. Wenn der immer gleiche Trott unerträg-lich wird und sich ohne akuten Anlaß ein Gefühl großer Erschöpfung einschleicht, das Gefühl: Morgen ist auch noch ein Tag!

Mögliche körperliche oder psychische Symptome
Antriebslosigkeit, Schwächezustände, Kreislaufstörungen, Blutarmut, Gesamteindruck kümmerlich, seufzend – der typische Morgenmuffel.

Was Hornbeam bewirken kann

Hornbeam, am frühen Morgen bei akutem Anlaß eingenommen, gibt Schwung und Selbstvertrauen und bewirkt, daß Sie in dem vor Ihnen liegenden Tag nicht nur langweilige Routine sehen. Sie wirken – und sind es auch – leistungsfähiger, frischer und optimistischer. Das, was Ihnen so unendlich mühsam schien, ist jetzt plötzlich kein Problem mehr. Falls diese Stimmung bei Ihnen nicht nur gelegentlich auftaucht, sondern beinahe chronisch ist, hilft Ihnen Hornbeam dabei, Ihre Lebenssituation aus eigener Initiative so zu verändern, daß Sie anstelle von Langeweile, Resignation und Überforderung künftig neuen Schwung und frische Energie verspüren. Auf geht's!

Auch gut in der Kombination mit
* **Elm,** wenn sich die Krise auf die Leistung auswirkt.
* **Mustard,** wenn man für die Mitmenschen mit seiner schlechten Laune unerträglich wird.
* **Mimulus,** wenn zur Lustlosigkeit die Angst zu versagen kommt.

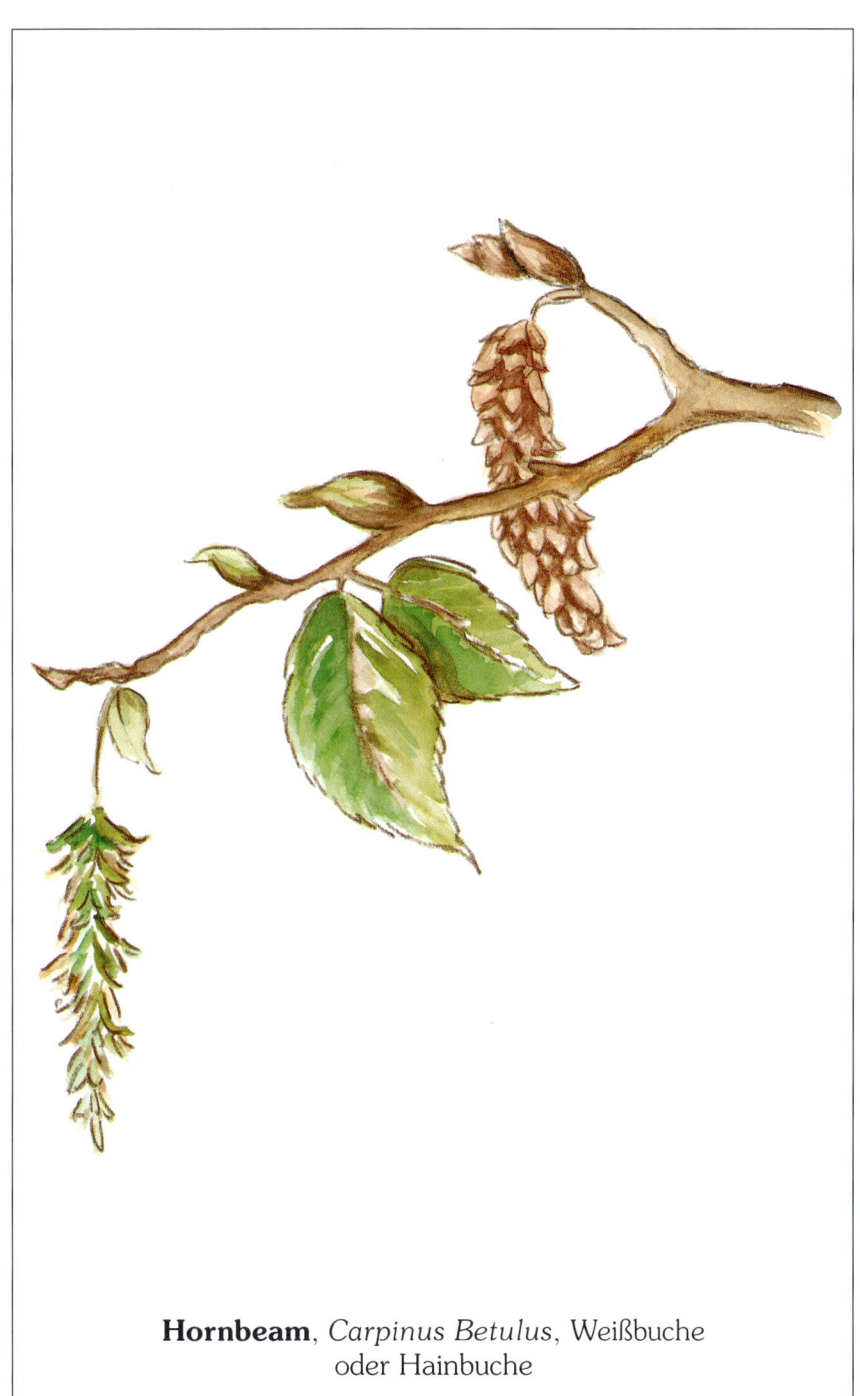

Hornbeam, *Carpinus Betulus*, Weißbuche
oder Hainbuche

WILD OAT
gegen Unentschlossenheit in bezug auf die Zukunft

Botanischer Steckbrief
(Wild Oat, Bromus ramosus, Waldtrespe.) Die Waldtrespe, besser bekannt unter dem Namen Hafergras oder Wilder Hafer, wird bis zu 1,20 m hoch, wächst überall, wo es feucht ist (ist daher auch in England besonders verbreitet), steht am liebsten einzeln und überläßt ihre in biegsamen Rispen versteckten Blüten dem Spiel des Windes. Blütezeit Juli und August.

Warum gerade Wild Oat: das Wesen der Pflanze
Dr. Bach verbindet mit der biegsamen Pflanze, die sich immer in die Richtung des Windes bewegt, Zielstrebigkeit, Klarheit und Berufung und die Fähigkeit, diese Energie auf Menschen zu übertragen.

Dr. Bach über Wild Oat
„Für die, die den Ehrgeiz haben, im Leben etwas Herausragendes zu leisten, viele Erfahrungen zu sammeln und alles, was das Leben für sie bereithält, in vollen Zügen zu genießen. Ihr Problem ist, daß sie nicht wissen, welchen Beruf sie ergreifen sollen, denn obgleich sie ehrgeizig sind, verspüren sie keine besondere Berufung. Das kann zu Verzögerungen und zu Unzufriedenheit führen."

Typische Gefühle vor der Einnahme
Man leidet darunter, alles mögliche angefangen, aber nichts zu Ende geführt zu haben. Das Gefühl des Sichverzettelns und trotz unbestreitbarer Talente und Erfolge die Überzeugung: Das war es alles noch nicht. Aber was ist es, das besser wäre? Diese Unsicherheit führt zu immer größerer Unrast, zu immer neuen Plänen und schließlich, nach vielen Ansätzen und immer neuen Enttäuschungen, zur Sinnfrage, dem Gedanken: War das schon alles?

Mögliche körperliche oder psychische Symptome
Rastlosigkeit in jeder Beziehung. Beruflich („der ewige Student") und privat ständig auf der Suche nach neuen Chancen und mehr Erfül-

lung. Im fortgeschrittenen Zustand schließlich Symptome von Frust, Resignation und Depression: „Mein Leben war umsonst, ich habe alle meine Chancen vertan."

Was Wild Oat bewirken kann

Wild Oat ist das Mittel, das zu mehr Klarheit verhilft. Sowohl kurzfristig in Situationen, in denen Sie (wieder einmal) das Gefühl haben, sich zu verzetteln, und klare Entscheidungshilfen brauchen, als auch langfristig: Wenn Sie auf dem Weg der Selbsterkenntnis und Selbstfindung sind (möglicherweise während einer Psychotherapie), kann Wild Oat Ihnen dazu verhelfen, sich selbst mit viel größerer Klarheit und Ehrlichkeit zu sehen.

Auch gut in der Kombination mit

- **Walnut,** wenn man erkennt, daß man auf dem falschen Weg ist, und ein neues Leben beginnen möchte.
- **Wild Rose,** wenn die fehlende Richtung zu Apathie und Resignation führt.
- **Rock Water,** wenn man sich wegen seiner Unfähigkeit, das richtige Ziel zu finden, mit Selbstvorwürfen quält.

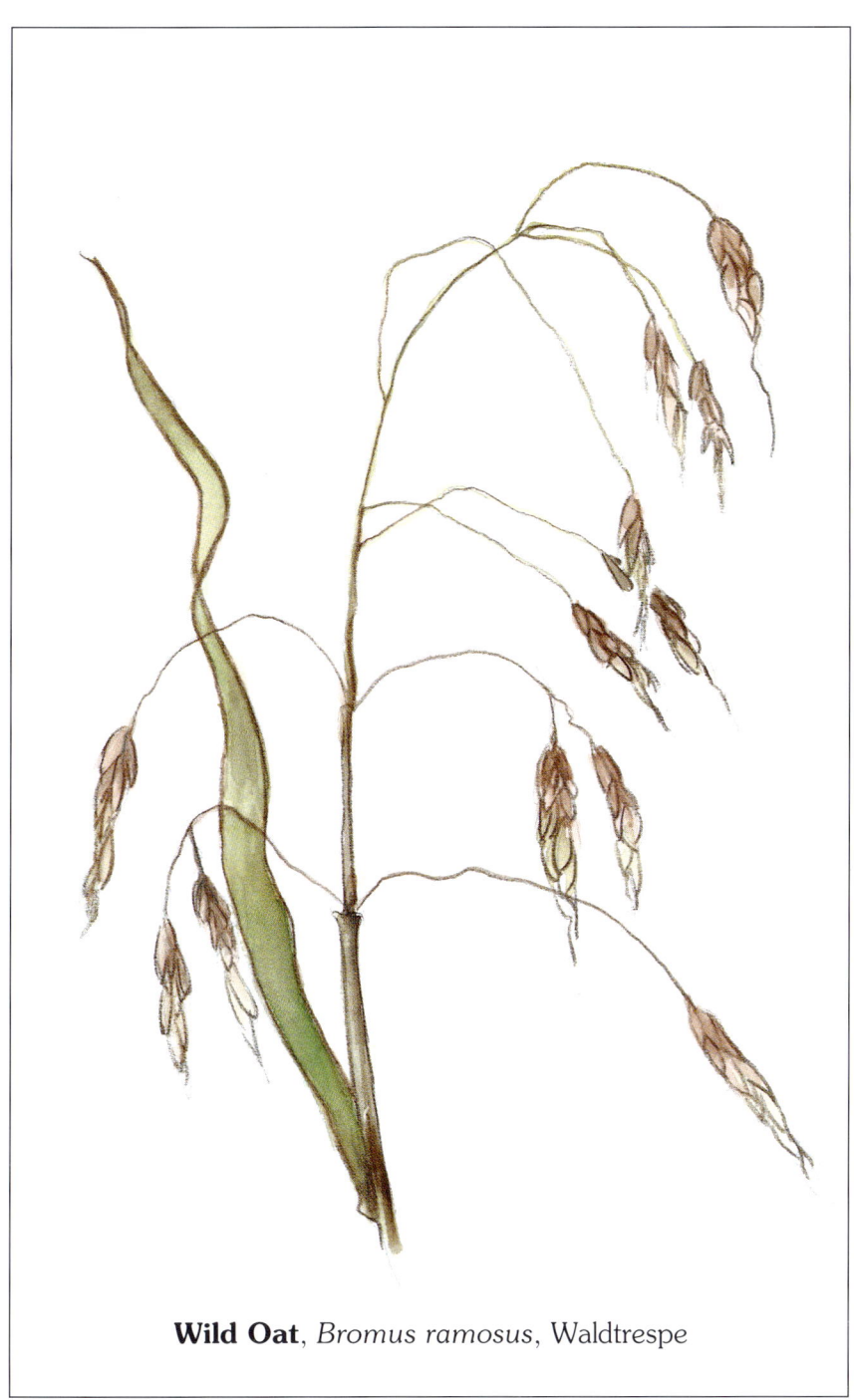

Wild Oat, *Bromus ramosus*, Waldtrespe

Bach-Blüten gegen mangelndes Interesse an der Gegenwart

Von der Vergangenheit träumen, Erlebnisse in den Erinnerungen so zu verklären, daß sie mit der Wirklichkeit von damals wenig gemein haben, aber besser zum Selbstbild passen – das ist eine beliebte Fluchtmöglichkeit, wenn der Alltag wieder einmal so grau erscheint. Früher war doch alles besser, schöner, da war die Welt noch heil – oder? Die zweite und nicht minder beliebte Fluchtmöglichkeit ist die in die Zukunft. In die Illusion: Wenn ich erst einmal dies oder jenes erreicht habe, dann wird alles besser. Solche Fluchtversuche aus dem Hier und Jetzt sind zwar weit verbreitet, aber trotzdem gefährlich. Denn sie hindern uns daran, ein bewußtes, erfülltes Leben in der Gegenwart zu führen. Also hat Dr. Bach (übrigens bereits in den dreißiger Jahren, also zu einer Zeit, in der nach heute weitverbreiteter Ansicht „alles soviel besser" war), diesem negativen Gemütszustand sieben Essenzen zugeordnet: Clematis (Nummer 9), Honeysuckle (Nummer 16), Wild Rose (Nummer 37), Olive (Nummer 23), White Chestnut (Nummer 35), Mustard (Nummer 21) und Chestnut Bud (Nummer 7). Zahlenmäßig stärker ist nur noch die Gruppe der Bach-Blüten gegen Kummer und Verzweiflung.

CLEMATIS
gegen Traumtänzerei und mangelnden Bezug zur Realität

Botanischer Steckbrief
(Clematis, Clematis vitalba, weiße Waldrebe.) Eine Pflanze, die kalkige Böden liebt und die man höchst ungern im Garten hat, weil die holzige, kletternde oder liegende Pflanze das gesamte Erdreich mit ihrem Stamm unterwandert. Zwischen Juli und September trägt sie ca. 2 cm große, duftende weiße Blüten.

Warum gerade Clematis: das Wesen der Pflanze
Die weiße Waldrebe (die im Volksmund auch Greisenbart genannt wird) steht für Klarheit, Entschiedenheit und bewußte und aktive Kreativität.

Dr. Bach über Clematis
„Für Menschen, die verträumt sind, ein bißchen schläfrig, nie so ganz da sind. Ruhige Menschen, die mit ihrer momentanen Lebenssituation nicht recht glücklich sind, mehr in der Zukunft leben als in der Gegenwart, in der Hoffnung auf bessere Zeiten, in denen ihre Ideale Wirklichkeit werden könnten. Bei Krankheiten unternehmen einige von ihnen wenig oder gar keine Anstrengungen, wieder gesund zu werden, und in manchen Fällen sehnen sie sich sogar nach dem Tod – in der Hoffnung auf bessere Zeiten oder vielleicht sogar auf ein Wiedersehen mit einem geliebten Verstorbenen.“

Typische Gefühle vor der Einnahme
Das sind die Tagträumer, die viel lieber in einer Phantasiewelt leben als in ihrem Alltag. Sie laufen mit geschlossenen Augen durch die Welt (oder träumen mit offenen), haben keinen Sinn für die Probleme der Gegenwart und für die des Alltags schon gar nicht. Viel lieber bewegen sie sich in höheren Sphären und sind eigentlich am zufriedensten, wenn man sie in Ruhe läßt. Wenn Sie die Sehnsucht haben, aktiver am Leben teilzunehmen und Ihre Apathie durch die schöpferische Kreativität zu ersetzen, die auch Teil von Ihnen ist, dann ist es Zeit für Clematis.

Mögliche körperliche oder psychische Symptome

Meist stille, unauffällige, ein wenig blasse Menschen, die oft völlig teilnahmslos wirken und so umherlaufen, als stünden sie unter Drogen (oder hätten eine Narkose noch nicht ganz ausgeschlafen). Sie haben wenig Körpergefühl, bewegen sich ungeschickt (weil sie mit den Füßen über dem Boden schweben), neigen zu Hör- und Sehstörungen (weil sie immer nach innen schauen bzw. lauschen) und haben einen schwach ausgeprägten Selbsterhaltungstrieb, tendieren auch zu Bewußtseinsstörungen (Absencen, Ohnmacht). Wenn sie krank sind, fällt es schwer, sie davon zu überzeugen, daß es sich lohnt, wieder gesund zu werden. Drogen und Alkohol sind beliebte Fluchtmöglichkeiten.

Was Clematis bewirken kann

Langjährige Tagträumer wachen plötzlich auf, gewinnen Spaß an der Realität, werden lebenstüchtiger, ohne die Verbindung zu den anderen Sphären aufzugeben. Statt dessen versuchen sie, beide Welten auf kreative Weise miteinander zu verbinden – zum Beispiel, indem sie malen oder schreiben.

Auch gut in der Kombination mit

- **Chestnut Bud,** wenn jemand an den wichtigen Dingen des Alltags keinen Anteil nimmt.
- **Rock Rose** oder **Star of Bethlehem,** wenn man sich in kritischen Situationen in eine Ohnmacht flüchtet.
- **White Chestnut,** wenn die Gedanken an die Zukunft zwanghaft werden und die Gegenwart nicht mehr stattfindet.

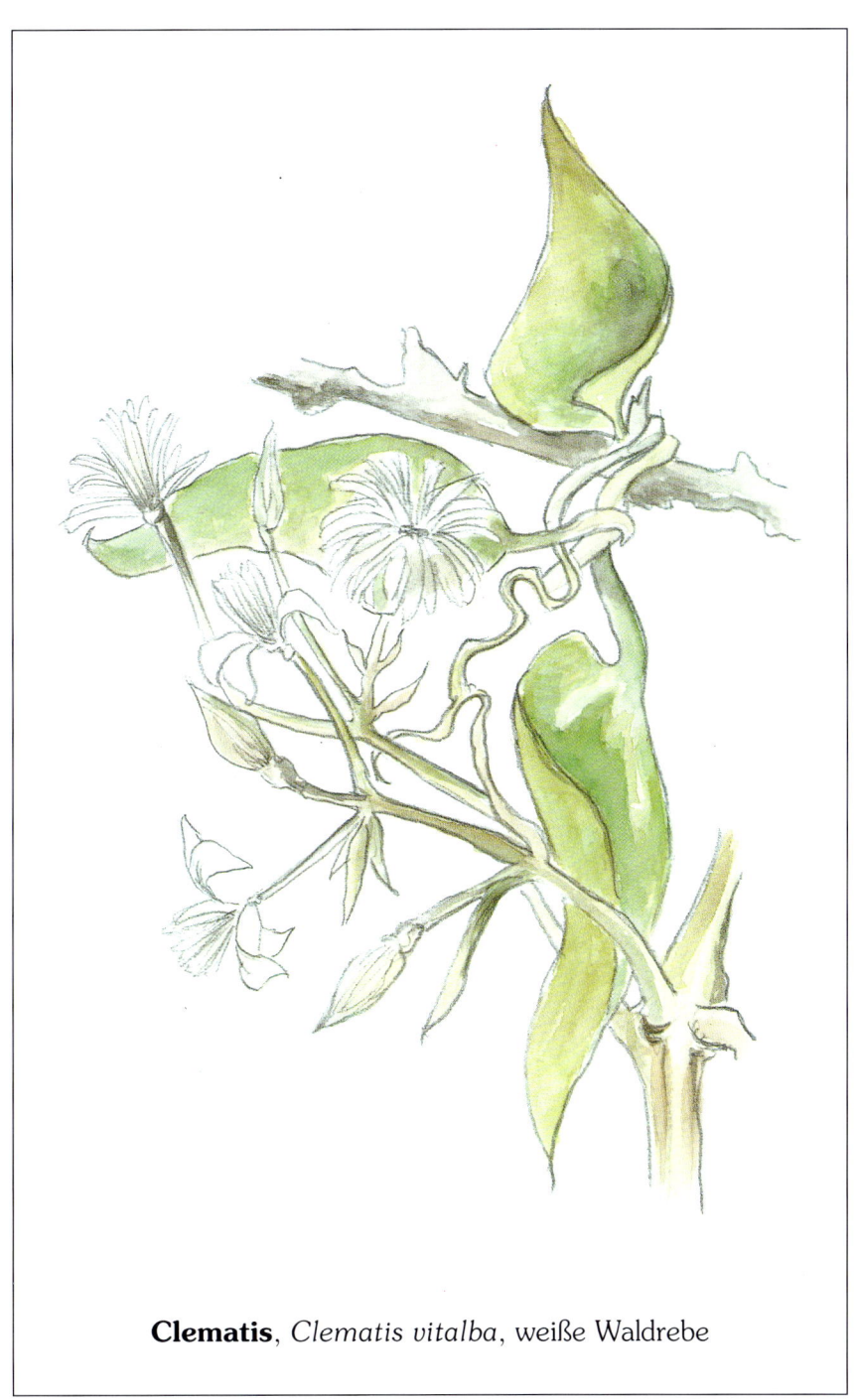

Clematis, *Clematis vitalba*, weiße Waldrebe

HONEYSUCKLE
gegen das nostalgische Bestreben, sich in der
Vergangenheit zu vergraben

Botanischer Steckbrief
(Honeysuckle, Lonicera caprifolium, Geißblatt.) Das Geißblatt, im Volksmund auch Jelängerjelieber genannt, ist ein eifriger Kletterer, blüht
zwischen Juni und August mit gelblichweißen, duftenden Blüten. Man
findet die Pflanze auch in Gärten, aber Dr. Bach verwendete sie, wie
alle anderen Arten, nur als Wildpflanze. Sie ist robust und starkwüch-
sig und gedeiht auf jedem Boden.

Warum gerade Honeysuckle: das Wesen der Pflanze
Das Geißblatt ist eine Kletterpflanze, die nicht ohne Stütze auskommt.
Aber in Verbindung mit einem Gerüst, einem Baum, Busch oder ei-
ner anderen Vorrichtung, die ihr Halt gibt, entwickelt sie ungeheure
Kräfte und überragt viele andere Pflanzen. Symbolisch steht sie für
die Verbindung zweier Ebenen.

Dr. Bach über Honeysuckle
„Für Menschen, die stark in der Vergangenheit leben, die vielleicht
eine Zeit großen Glücks war. Erinnerungen an einen lieben Verstorbenen oder an Träume, die sich später nicht erfüllt haben. Sie können
sich nicht vorstellen, daß sie jemals im Leben wieder so glücklich sein
könnten wie früher."

Typische Gefühle vor der Einnahme
Das sind Menschen, die in der Vergangenheit schwelgen wollen. Sie
haben gar kein Bedürfnis, aus ihren Erinnerungen in die Realität zurückzukehren. Dabei kann nostalgische Sehnsucht in Erinnerung an
vergangenes Glück, an eine verlorene Liebe, an glückliche Zeiten ebenso vorkommen wie tiefe Reue und die Unfähigkeit, sich von diesen
qualvollen Gedanken zu befreien. Trauer, Liebeskummer, Heimweh,
Nostalgie sind typische Honeysuckle-Gefühle. Wenn Ihnen diese Gefühle vertraut sind, Sie aber aus diesem Zustand der inneren Läh-
mung herauskommen möchten, dann ist es Zeit für Honeysuckle.

Mögliche körperliche oder psychische Symptome

Appetitlosigkeit, geistige Abwesenheit, Flucht in den Schlaf und das Vergessen, Todessehnsucht. Neigung zu Drogen und Alkohol und anderen Formen der Sucht, in dem Bemühen, der Realität aus dem Wege zu gehen.

Was Honeysuckle bewirken kann

Honeysuckle hilft Ihnen, Heimweh, Liebeskummer und Trennungen zu überwinden (auch das Nicht-vergessen-Können) und sich wieder mit aktivem Interesse und neuem Lebensmut der Gegenwart zuzuwenden.

Auch gut in der Kombination mit

- **Chicory,** wenn es um eine verlorene Liebe geht.
- **Heather,** wenn man sich nicht von den Bildern verlorener Jugend lösen kann.
- **Olive,** wenn man vor Erschöpfung nicht mehr die Kraft hat, sich der Realität zuzuwenden.
- **Star of Bethlehem,** wenn man mit einem Verlust nicht fertig wird.

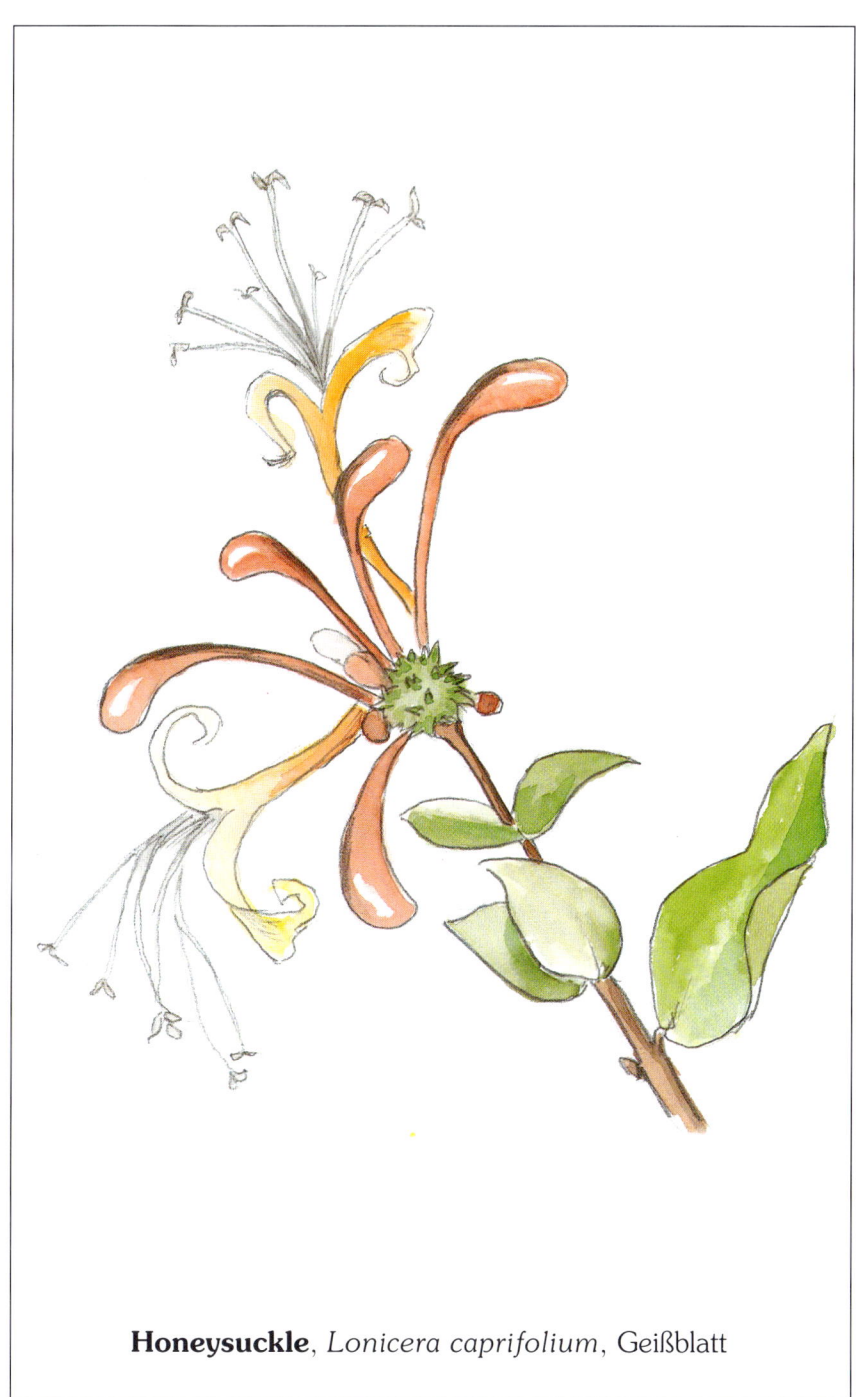

Honeysuckle, *Lonicera caprifolium*, Geißblatt

WILD ROSE
gegen Resignation und Apathie

Botanischer Steckbrief

(Wild Rose, Rosa canina, Heckenrose.) Das Heckenröschen gehört zu den ältesten Rosensorten. Weil es einen sehr kräftigen und robusten Stamm hat, werden heute viele Edelrosen auf dem Stamm der alten wilden Heckenrose gezüchtet. Ihrer genügsamen Art hat sie es zu verdanken, daß sie schon seit mehr als 4000 Jahren ungefährdet an Waldrand und Hecke wächst. Ihre Blüte besteht aus fünf weißen oder rosafarbenen Blütenblättern. Wegen ihrer Ähnlichkeit mit dem alten magischen Druidenfuß zählten die Germanen die Heckenrose zu den Zauberpflanzen. Blütezeit ist von Juni bis August.

Warum gerade Wild Rose: das Wesen der Pflanze

Die Rose war seit je das Symbol liebender Hingabe. Bach assoziiert sie außerdem auch mit dem Prinzip der Motivation und der Lebensbejahung.

Dr. Bach über Wild Rose

„Für Menschen, die sich ohne einen rechten Grund in ihr Schicksal ergeben haben und nur noch durchs Leben zu gleiten scheinen, es hinnehmen, wie es kommt, ohne den geringsten Versuch, Dinge zu verändern oder etwas Freude zu finden. Klaglos haben sie sich dem Lebenskampf ergeben."

Typische Gefühle vor der Einnahme

Da ist – im Extremfall – das Gefühl völliger Gleichgültigkeit. Diese Menschen haben „zugemacht", lassen nichts und niemanden mehr an sich heran. Sie haben an nichts mehr Interesse. Klaglos nehmen sie alles hin, fügen sich in ihr Schicksal und in ihre freudlosen Lebensumstände, obgleich sich daran manches ohne allzu große Mühe verbessern ließe.

Die Hoffnungslosigkeit ist grenzenlos. Nichts macht mehr Sinn, und Freude macht schon gar nichts mehr. Der Lebenswille ist gebrochen. Aber es gibt auch mildere Formen dieser Resignation. Wenn

die Arbeit keinen Spaß mehr macht, man nicht mehr recht leistungs-
fähig ist und auf halber Kraft lebt und arbeitet, das Interesse an den
Menschen und der Welt verliert, wird es Zeit für eine Wild-Rose-
Therapie.

Mögliche körperliche oder psychische Symptome

Menschen in diesem Zustand wirken häufig müde, uralt und grau,
unabhängig davon, wie alt sie in Wirklichkeit sind. Sie sprechen mit
matter Stimme, sind schlaff, stumpf und völlig ohne Lebenskraft. Dabei
beklagen sie sich allerdings nicht, weil sie ihren Zustand als gegeben
hinnehmen. Manchmal führt dieser Zustand zu schweren, kräftezeh-
renden Krankheiten – z. B. schwerer Anämie – die sie klaglos erlei-
den, die aber durch diese Resignation noch schlimmer werden. Der
Wille, wieder gesund zu werden, fehlt völlig.

Was Wild Rose bewirken kann

Wild Rose aktiviert Lebenswille und Lebensfreude. Das Gefühl, außer-
halb des Lebens zu stehen, schwindet allmählich, und der seelische
Panzer bricht und macht Platz für das Bedürfnis, wieder dazuzugehö-
ren. Allmählich erwachen auch alte und neue Interessen.

Auch gut in der Kombination mit

- **Gorse,** wenn der Fall völlig hoffnungslos zu sein scheint.
- **Hornbeam,** wenn hinter der Resignation Überforderung steht.
- **Star of Bethlehem,** wenn die Resignation durch einen Schock
  verursacht wurde.
- **Mustard,** wenn sich eine Depression dahinter versteckt.

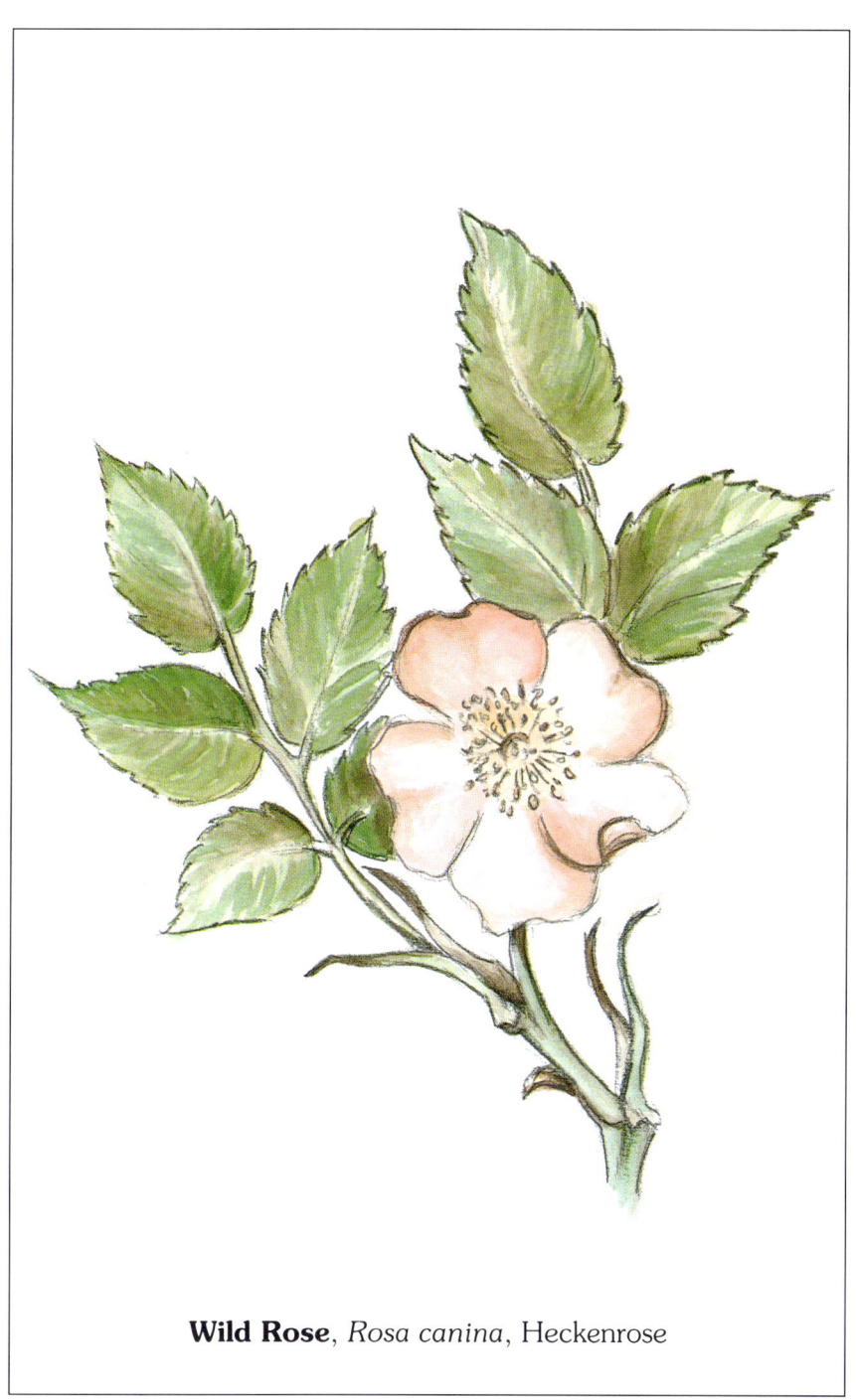

Wild Rose, *Rosa canina*, Heckenrose

OLIVE
gegen Erschöpfung und Energielosigkeit

Botanischer Steckbrief
(Olive, Olea europaea, Oliven- oder Ölbaum.) Immergrüner, 2 – 10 m hoher Baum mit kräftigem, knorrigem Stamm, spitzen, silbrig-grünen Blättern und zahllosen kleinen, weißen Blüten. Wird schon seit dem Altertum kultiviert und gedeiht am besten auf trockenen, steinigen Böden in mediterranem Klima. Blütezeit Mai bis Juni. Dr. Bach bezog Olive, wie auch Vine, aus Italien.

Warum gerade Olive: das Wesen der Pflanze
Der Ölbaum kann viele Jahrhunderte alt werden. Seit undenklichen Zeiten ist er das Symbol für Frieden. Für Dr. Bach ist die Pflanze auch mit der Fähigkeit zur Regeneration der erschöpften Kräfte verbunden.

Dr. Bach über Olive
„Für Menschen, die seelisch oder körperlich viel mitgemacht haben und so erschöpft und müde sind, daß sie glauben, sie haben nicht mehr die Kraft, sich weiterhin anzustrengen. Das tägliche Leben bedeutet für sie harte Arbeit ohne Freude."

Typische Gefühle vor der Einnahme
Leer und ausgebrannt, völlig am Ende der Kraft. Alles, aber auch alles wächst einem über den Kopf. Man weiß meist auch, warum: Die Erschöpfung ist das Ergebnis einer Phase des Raubbaus mit den Kräften. Hausbau, ein über längere Zeit krankes und pflegebedürftiges Familienmitglied, Überanstrengung im Beruf, eine Krise in der Familie, womöglich auch alles zusammen. Aber nun sind die letzten Reserven erschöpft. Gelegentlich allerdings gerät man in diesen Zustand, auch ohne den Grund zu kennen. Dann sollten Sie unbedingt abklären, daß keine organischen Ursachen dahinterstehen.

Mögliche körperliche oder psychische Symptome
Schlafstörungen, übergroße Müdigkeit, großes Schlafbedürfnis, körperliche und seelische Schwächezustände, blasse Haut, Herzbeschwer-

den. Nehmen Sie die Warnschüsse Ihres Körpers ernst, und ziehen Sie sich selbst freiwillig für eine Weile aus dem Verkehr. Sie können sonst sicher sein: Die notwendige Zwangspause in Form einer langen Krankheit kommt bestimmt.

Was Olive bewirken kann
Mit Olive gelingt es, die Erschöpfung auszugleichen und neue, frische Kräfte zu mobilisieren. Man lernt, seinen eigenen Kräften zu vertrauen und es beim nächsten Mal gar nicht erst so weit kommen zu lassen.

Auch gut in der Kombination mit
- **Clematis,** wenn man vor Erschöpfung nur noch sterben möchte.
- **Gentian,** wenn zur Erschöpfung völlige Mutlosigkeit tritt.
- **Honeysuckle,** wenn man sich in die Vergangenheit flüchtet, weil einem die Gegenwart zuviel wird.

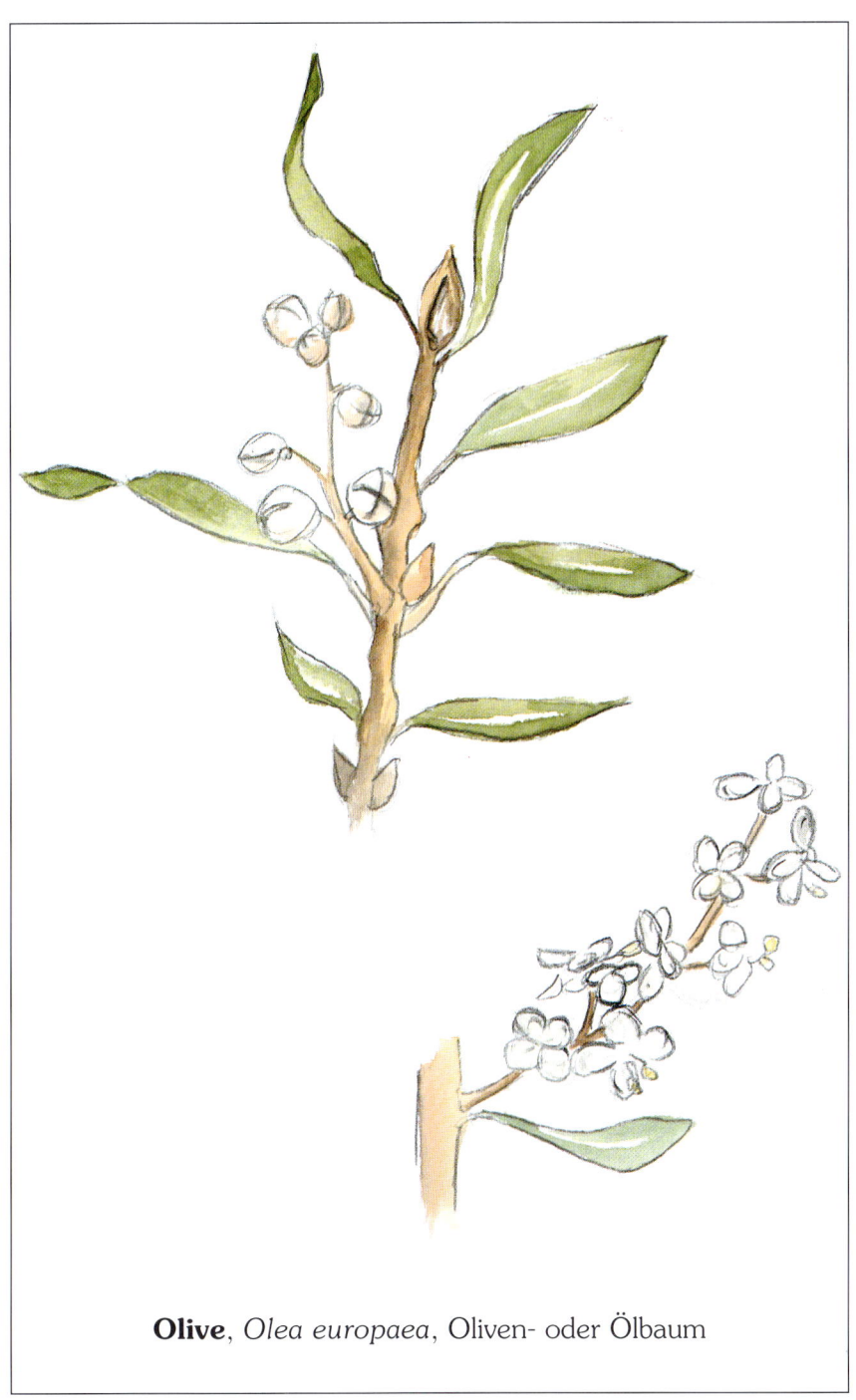

Olive, *Olea europaea*, Oliven- oder Ölbaum

WHITE CHESTNUT
gegen unerwünschte Gedanken, die sich im Kreise drehen

Botanischer Steckbrief
(White Chestnut, Aesculus hippocastanum, Roßkastanie.) Attraktiver Baum, 20-25 m hoch mit mächtigem Stamm und großen, handförmigen Blättern. Zahlreiche Blüten in großen, bis 30 cm hohen Rispen, reinweiß mit gelblichem oder rötlichem Zeichen, Blütezeit: Mai bis Juni.

Warum gerade White Chestnut: das Wesen der Pflanze
Nach Dr. Bach kennzeichnet die Roßkastanie die Eigenschaft der inneren Ausgeglichenheit und der Unterscheidungsfähigkeit zwischen wichtig und unwichtig.

Dr. Bach über White Chestnut
„Für Menschen, die nicht verhindern können, daß sich ungebetene Gedanken, Ideen und Argumente in ihrem Kopf festsetzen. Meist zu einem Zeitpunkt, wenn das Interesse an der Gegenwart nicht so groß ist, daß es ihren Kopf voll und ganz auslasten würde. Gegen Gedanken, die quälen und bleiben oder, wenn man sie sich für eine Weile aus dem Kopf schlagen konnte, immer wiederkehren. Sie drehen sich im Kreise und werden zur Qual. Die Gegenwart solcher unerfreulicher Gedanken vertreibt den Frieden und beeinträchtigt die Fähigkeit, sich auf die Arbeit oder das Vergnügen des jeweiligen Tages zu konzentrieren."

Typische Gefühle vor der Einnahme
Die Gedanken fahren Karussell, alles dreht sich im Kreise, die Sorgen um einen Menschen oder die Probleme am Arbeitsplatz drohen einen aufzufressen, so daß man nicht mehr abschalten kann. Trotzdem kommt man zu keinem Ergebnis, fängt immer wieder am Punkt Null an und fühlt sich nach einer Weile von diesen Zwangsvorstellungen völlig gerädert.

115

Mögliche körperliche oder psychische Symptome

Schlaflosigkeit, Kopfschmerzen und übergroße Nervosität, Konzentrationsschwäche und Krankheiten, die mit Zwangsvorstellungen einhergehen, bis hin zu Gefühlen von Besessenheit.

Was White Chestnut bewirken kann

White Chestnut verhilft dem Kopf wieder zu klarem Denken, durchbricht den Teufelskreis der karussellfahrenden Gedanken und hilft Ihnen dabei, entweder ruhig und konzentriert Problemlösungen zu erstellen oder aber die Klärung dem Unterbewußten zu überlassen. Ruhe, Ausgeglichenheit und Frieden halten wieder im Kopf Einzug.

Auch gut in der Kombination mit

- **Pine,** wenn man von Schuldgefühlen gepeinigt wird.
- **Vervain,** wenn die Gedanken, die einen quälen, fixe Ideen sind.
- **Mimulus,** wenn die Gedanken, die sich im Kreise drehen, von Angst bestimmt sind.
- **Cherry Plum,** wenn geistige Besessenheit im Spiel ist.

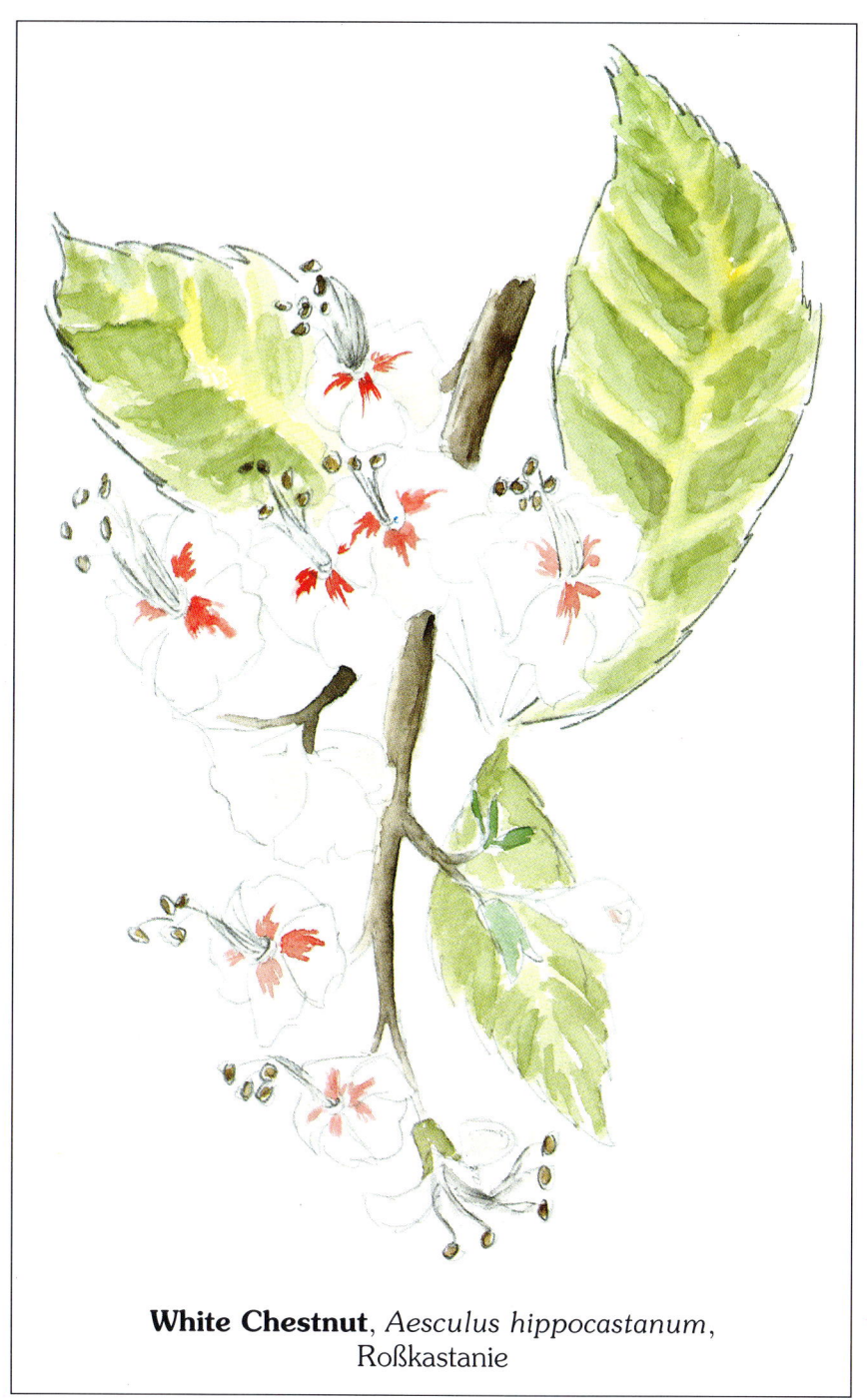

White Chestnut, *Aesculus hippocastanum*,
Roßkastanie

MUSTARD
gegen grundlos scheinende Depression und Verzweiflung

Botanischer Steckbrief
(Mustard, Sinapis arvensis, Wilder Senf, auch Gelber Ackersenf genannt.) Ein weitverbreitetes Wildkraut, das am Rande von Feldern und Wegen wächst. Fast jeder hat es schon einmal gesehen, und kaum jemand weiß, was es ist. Zwischen Mai und Juli trägt die 30-60 cm hohe Pflanze leuchtendgelbe Blüten.

Warum gerade Mustard: das Wesen der Pflanze
Dr. Bach schreibt dem gelben Ackersenf Heiterkeit und Gelassenheit zu. Der Samen dieser Pflanze geht nicht turnusmäßig auf, sondern genau dann, wenn jedes Samenkorn den Zeitpunkt für richtig hält.

Dr. Bach über Mustard
„Für Menschen, die zeitweise Phasen der Schwermut oder sogar der Verzweiflung haben, als schwebte ein kalte, dunkle Wolke über ihnen und raubte ihnen Licht und Lebensfreude. Es ist nicht immer möglich, für solche Attacken eine Erklärung oder einen Grund zu nennen. Unter diesen Umständen ist es nahezu unmöglich, heiter und fröhlich zu wirken."

Typische Gefühle vor der Einnahme
Weltuntergangsstimmung. Ohne einen erkennbaren Grund werden die Menschen aus heiterem Himmel von schwermütigen, quälenden Gedanken und Gefühlen grenzenloser schlechter Laune befallen. Diese Depressionen verschwinden zwar genauso plötzlich, wie sie gekommen sind – aber man kann nie im voraus wissen, wie schnell. Sosehr man sich auch bemüht, es ist ausgeschlossen, diese depressiven Vorstellungen abzustellen – im Kopf ist für nichts anderes mehr Raum.

Mögliche körperliche oder psychische Symptome
Müdigkeit, Anfälligkeit für Infektionen, Kreislaufprobleme, Antriebsschwäche. Depressionen und depressive Verstimmungen.

119

Was Mustard bewirken kann

Mit Mustard gelingt es in vielen Fällen, die finstere Stimmung aufzu-
hellen und die Freudlosigkeit durch gelassene Heiterkeit zu ersetzen.
Sie bekommen allmählich die Gewißheit, nicht Sklave dieser grundlo-
sen Traurigkeit zu sein, und lernen, besser und gelassener damit um-
zugehen.

Auch gut in der Kombination mit

- **Gentian,** wenn die Stimmung mit echten Depressionen zusam-
menfällt.
- **Scleranthus,** wenn diese Stimmungsschwankungen sehr häufig
vorkommen.
- **Olive,** wenn die Depression eine Folge von Erschöpfung ist.

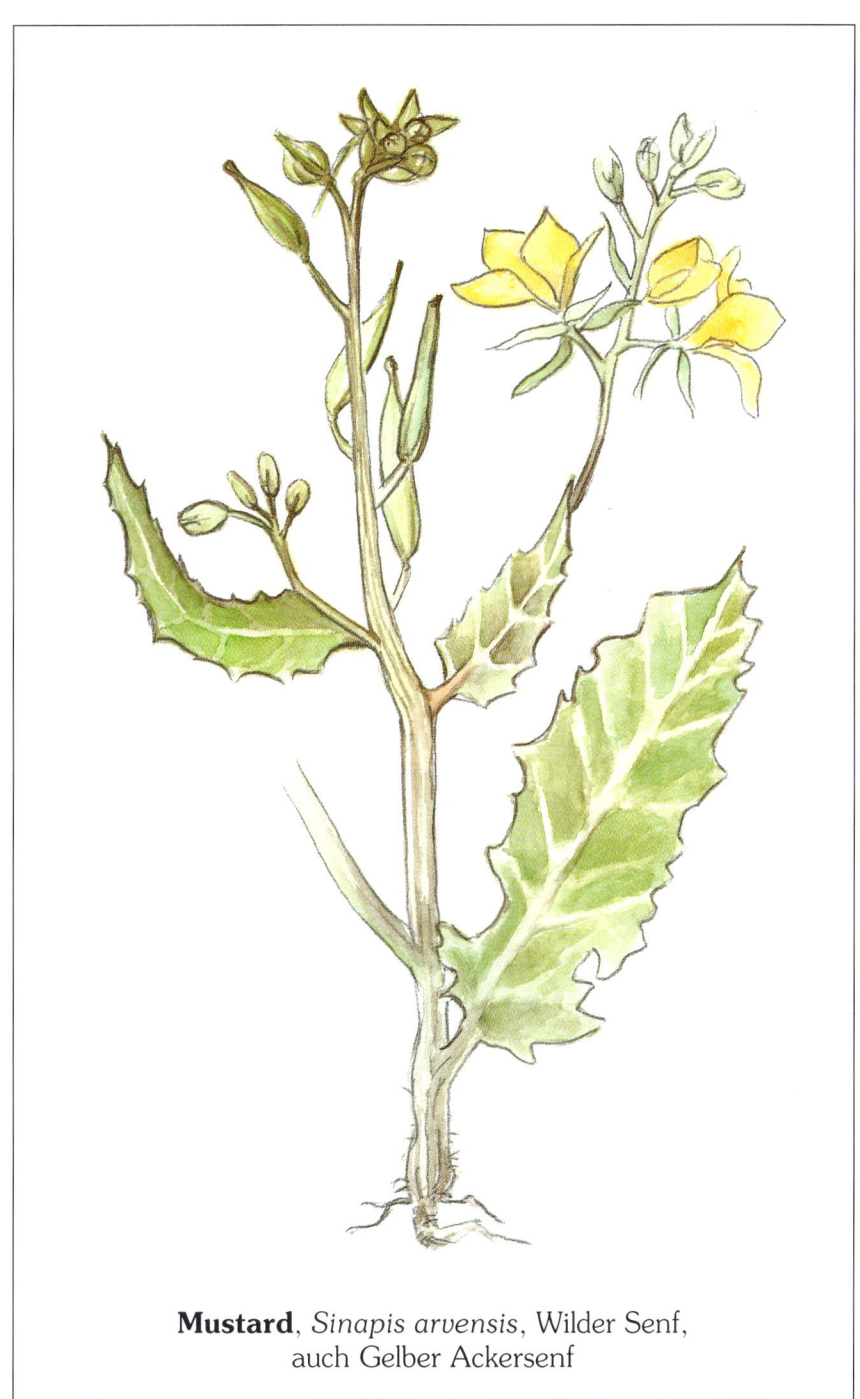

Mustard, *Sinapis arvensis*, Wilder Senf,
auch Gelber Ackersenf

CHESTNUT BUD
gegen die Tendenz, immer wieder den gleichen Fehler zu machen

Botanischer Steckbrief
(Diese Essenz stammt von den Knospen der Roßkastanie, White Chestnut, Aesculus hippocastanum.) Die Blüten der White Chestnut sind ebenfalls bei den Bach-Blüten vertreten. Attraktiver Baum, 20-25 m hoch mit mächtigem Stamm und großen, handförmigen Blättern. Zahlreiche Blüten in großen, bis 30 cm hohen Rispen, reinweiß mit gelblichem oder rötlichem Zeichen. Blütezeit: Mai bis Juni.

Für diese Essenz werden nur die Knospen verwendet, die unter einer klebrigen Schicht Blüten und Blätter zugleich verbergen.

Warum gerade Chestnut Bud: das Wesen der Pflanze
Nach Dr. Bach besitzt die Roßkastanie die Fähigkeit, zwischen wichtig und unwichtig zu unterscheiden. Speziell die Knospe steht für den Vorgang ewigen Lernens und den Moment vor dem Aufbruch zu neuen Taten.

Dr. Bach über Chestnut Bud
„Für Menschen, die sich die Lebenserfahrungen und Beobachtungen nicht voll zunutze machen und die deshalb ein bißchen länger als andere brauchen, um die Lektionen des Alltags zu begreifen. Während für manche Menschen **eine** solche Erfahrung ausreicht, benötigen andere mehrere Lektionen, bis sie schließlich die Hausaufgaben gelernt haben. Deshalb müssen sie zu ihrem Bedauern feststellen, daß sie den gleichen Fehler bei verschiedenen Gelegenheiten immer wiederholen, obgleich **einmal** wirklich genügt hätte. Auch die Beobachtung anderer hätte ihnen diesen Fehler ersparen können."

Typische Gefühle vor der Einnahme
Manche Menschen lernen es einfach nie, wieder und wieder machen sie den gleichen Fehler, obgleich er ihnen wirklich schon genug Kummer im Leben bereitet hat. Es sieht so aus, als würden sie aus Schaden niemals klug. Nun sind sie, was Gedanken betrifft, generell ein wenig schwerfällig und neigen zu der berüchtigten „langen Leitung".

123

Mögliche körperliche oder psychische Symptome

Migräne, Anfallsleiden, Attacken von Akne oder sonstige Hautprobleme. Extreme Schusseligkeit (Typ zerstreuter Professor), Lernschwäche, Konzentrationsstörungen.

Was Chestnut Bud bewirken kann

Chestnut Bud verhilft zu geistiger Reife, verbessert die Lernfähigkeit und trägt dazu bei, daß Sie in Zukunft nicht mehr erst durch Schaden klug werden, sondern ohne Schaden – weil Sie nämlich nun viel schneller und oft sogar durch bloße Beobachtung zu lernen imstande sind. Und das, was Sie einmal gelernt haben, bleibt nun im Kopf.

Auch gut in der Kombination mit

- **Agrimony,** wenn die Neigung zur Drückebergerei besteht.
- **Clematis,** wenn man sich in Tagträumen verliert und deshalb unaufmerksam ist.
- **Scleranthus,** wenn man sich zu leicht und gern ablenken läßt.

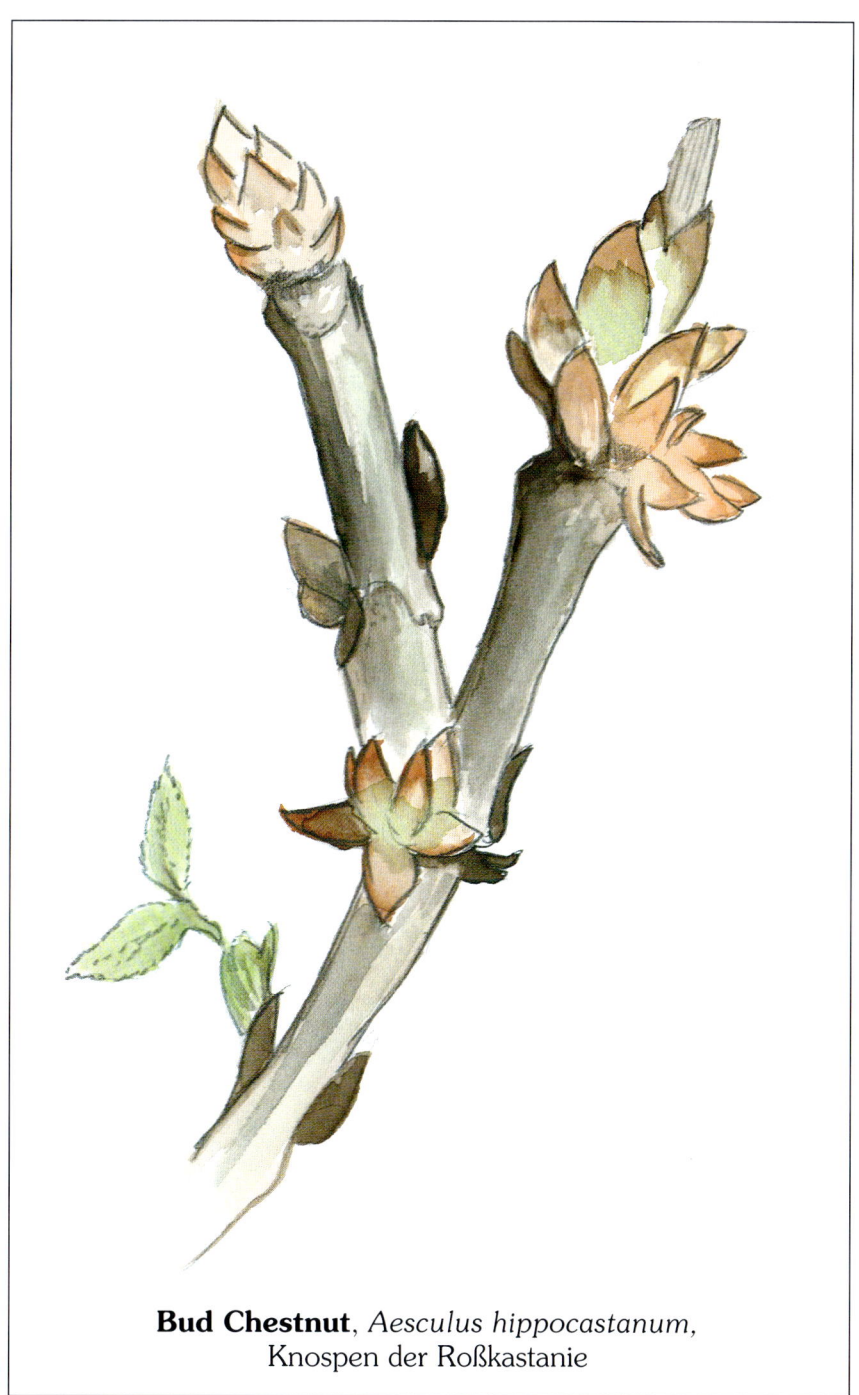

Bud Chestnut, *Aesculus hippocastanum,*
Knospen der Roßkastanie

Bach-Blüten gegen Einsamkeit

„Es ist nicht gut, daß der Mensch allein sei", steht bereits in der Bibel. Aber obgleich Gott Vater sein Möglichstes getan hat, um dieses Problem aus der Welt zu schaffen, gehört Einsamkeit nach wie vor zu den Hauptursachen für Leid. Wir assoziieren „einsam sein" längst nicht mehr mit „ganz für sich" – oder „bei sich" zu sein und „allein" nicht mehr mit „mit allem eins". Für uns sind Einsamkeit und Alleinsein oft gleichbedeutend mit Verlassenheit, Traurigkeit, tiefer Melancholie und Mangel an Liebe. Bach zählte Einsamkeit zu den sieben negativen Grundstimmungen, die für alle Probleme des Lebens verantwortlich sind. Er unterschied drei Formen: selbstgewählte Einsamkeit, Einsamkeit, die aus Mangel an Geduld und Verständnis für andere entsteht, und unglückliche Einsamkeit, und entdeckte drei Blütenmittel, die diesem Gefühl entgegenwirken können: Water Violet (Nummer 34), Impatiens (Nummer 18) und Heather (Nummer 14).

WATER VIOLET
gegen übertriebene und ungewollte Distanziertheit

Botanischer Steckbrief
(Water Violet, Hottonia palustris, Sumpfwasserfeder.) Gehört in Deutschland zu den Teich-, Sumpf- und Wasserpflanzen, die mittlerweile als „leicht bedroht" gelten und deshalb geschützt werden müssen. Die Sumpfwasserfeder trägt weiß-rosa, innen gelbe Blüten, die etwa 20 cm aufrecht über die Wasserfläche hinausragen. Blütezeit ist von Mai bis Juni. Die Blätter bleiben unter der Wasseroberfläche verborgen.

Warum gerade Water Violet: das Wesen der Pflanze
Die Sumpfwasserfeder gehört nach Dr. Bach zu den Pflanzen, die am liebsten ohne Gesellschaft leben (deshalb stehen sie auch im Wasser) und trotzdem keine Einsamkeit empfinden, weil sie sich selbst genug sind. Stolz, alleinstehend und für die meisten Augen verborgen, recken sie ihre zarten Blüten zum Himmel. Haben sie andererseits das Bedürfnis nach mehr Gesellschaft, kann die Sumpfwasserfeder sich selbst entwurzeln und an einer Stelle, die sie sich selbst auswählt, neue Wurzeln schlagen.

Dr. Bach über Water Violet
„Für Menschen, die in gesunden wie in kranken Tagen gern allein sind. Sehr ruhige Menschen, die sich fast geräuschlos bewegen, wenig sprechen und wenn, dann mit sanfter Stimme. Sehr unabhängig, tüchtig und sich selbst genug. Fast völlig unabhängig von dem, was andere über sie denken. Sie stehen über den Dingen, lassen andere in Ruhe und beschäftigen sich mit ihren eigenen Angelegenheiten. Oft klug und talentiert. Ihre Ruhe und Gelassenheit ist für die Menschen um sie herum ein Segen."

Typische Gefühle vor der Einnahme
Aus Bachs wohlwollender Beschreibung der Water-Violet-Typen könnte man fast schließen, daß er selbst zu denjenigen gehört, die sich selbst genügen und in frei gewählter Einsamkeit am glücklichsten

127

sind. Aber nicht in allen Fällen ist diese Grundstimmung so uneingeschränkt positiv. Oft fühlen sich die Menschen in diesem Zustand ausgeschlossen, leiden unter ihrer Kontaktarmut und haben die Befürchtung, daß sie nicht den richtigen Ton treffen, arrogant, überheblich wirken oder den Eindruck vermitteln, daß sie „etwas Besseres" sind. Das wiederum kann zu Vereinsamung, Isolation, Menschenscheu und ausgeprägten Kontaktstörungen führen. Wenn Sie sich von dieser Charakterisierung angesprochen fühlen, dann ist es Zeit für Water Violet.

Mögliche körperliche oder psychische Symptome
Unter ungünstigen Umständen kann die Introvertiertheit krankhafte Ausmaße annehmen und zu völligem Rückzug, Isolation, an Menschenverachtung grenzende Menschenscheu führen und Neurosen auslösen, z. B. Fanatismus und Narzißmus.

Was Water Violet bewirken kann
Water Violet hilft, die bestehende Kluft zu anderen Menschen zu überbrücken. Es macht geselliger, aufgeschlossener, gesprächsbereiter und baut die innere Distanz zu den Mitmenschen ab. Sie wirken nicht länger stolz, überheblich, arrogant und abgehoben, sondern so, wie Sie sind: Jemand, der zwar gern seine Ruhe hat, aber trotzdem ein liebenswürdiger, umgänglicher Mensch ist.

Auch gut in der Kombination mit
- **Agrimony,** wenn hinter der Reserviertheit Angst vor Menschen steht.
- **Holly,** wenn die Zurückhaltung auf Mangel an Menschenliebe zurückzuführen ist.
- **Larch,** wenn sie auf Minderwertigkeitskomplexen beruht.

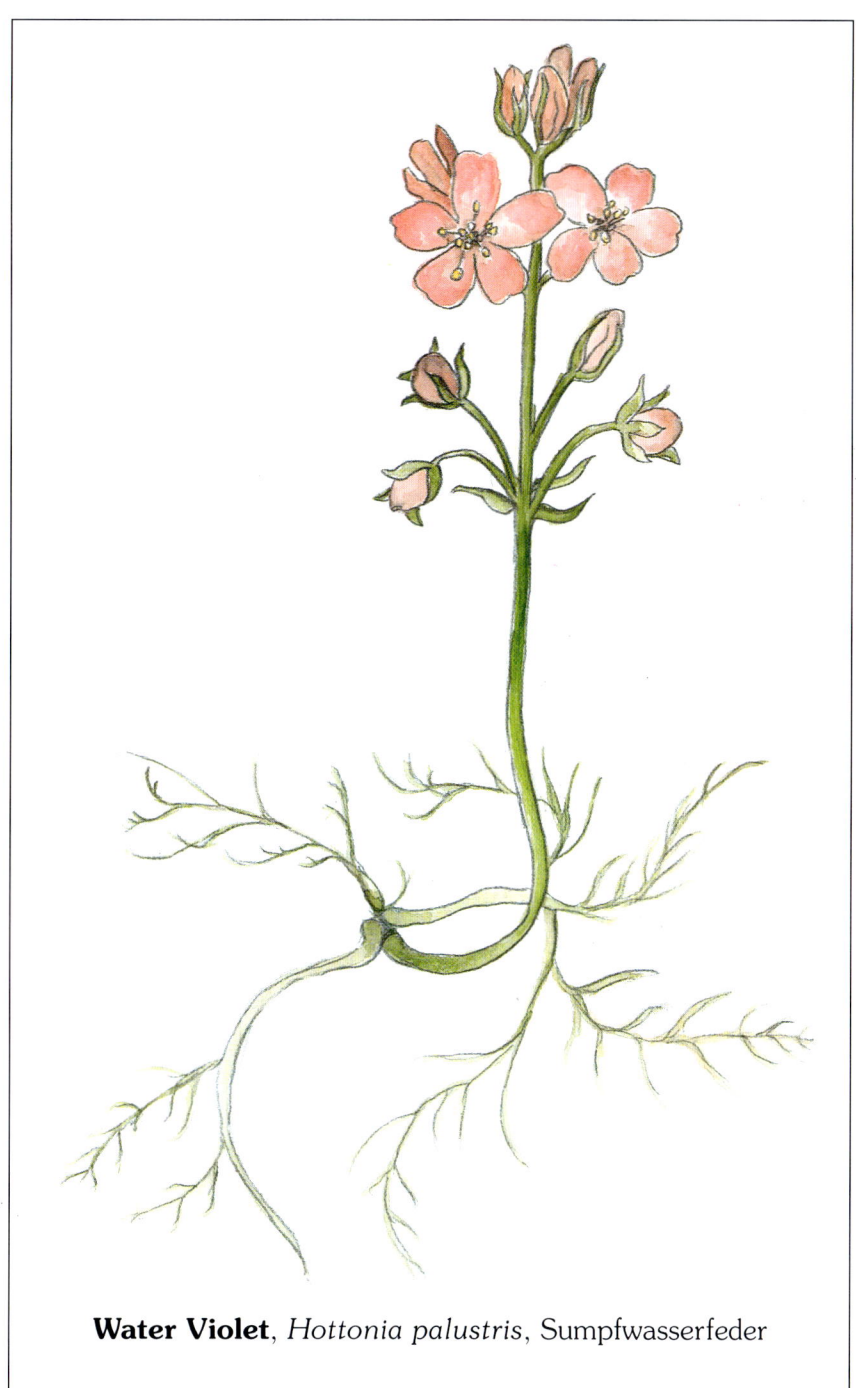

Water Violet, *Hottonia palustris*, Sumpfwasserfeder

IMPATIENS
gegen Ungeduld und Reizbarkeit

Botanischer Steckbrief
(Impatiens, Impatiens glandulifera, Drüsentragendes Springkraut). Diese Pflanze stammt ursprünglich aus Indien, hat aber in den letzten Jahren unsere Straßenränder und Gärten buchstäblich überrollt. Sie stammt aus der Familie der fleißigen Lieschen, wird mühelos 2 m hoch, hat einen dicken Stamm und trägt zwischen Juli und September zahllose kleine rosa Blüten. Sie gedeiht am besten, wo es feucht ist, und vermehrt sich dort, wo sie sich wohl fühlt, tausendfach.

Warum gerade Impatiens: das Wesen der Pflanze
Dr. Bach schrieb dem Springkraut, das aus weiter Ferne kommt und sich hier einleben muß, neben der Fähigkeit, sich der neuen Umgebung anzupassen, Unabhängigkeit, Aktivität und Lebendigkeit zu.

Dr. Bach über Impatiens
„Für Menschen, die schnell denken und schnell handeln und die alles auf der Stelle und ohne zu zögern erledigen möchten. Wenn sie krank sind, haben sie nur im Sinn, möglichst schnell wieder gesund zu werden. Es fällt ihnen schwer, Geduld für Menschen aufzubringen, die ihrer Meinung nach langsam sind, denn das halten sie für falsch und für Zeitverschwendung, und sie werden sich bemühen, solche Menschen in jeder Beziehung anzutreiben. Oft machen und planen sie am liebsten alles ganz allein, damit sie alles in ihrem eigenen Tempo erledigen können.“

Typische Gefühle vor der Einnahme
Ungebremste Betriebsamkeit. Das deutliche Gefühl, sich in seiner Eigenschaft als ungeduldiger Antreiber überall unbeliebt zu machen, frustriert zu sein, weil man wegen der Unfähigkeit der anderen „immer alles alleine machen muß“. Selbsterkannter Mangel an Geduld, an Toleranz und Diplomatie und deren Folgen – nämlich die Gefahr, daß man zwar wegen seiner Leistung geschätzt wird, daß die Menschen aber trotzdem am liebsten einen großen Bogen um einen machen.

Mögliche körperliche oder psychische Symptome

Nervosität, immer unter Hochdruck, aber wie aus heiterem Himmel kommt es plötzlich immer wieder zu Zuständen hochgradiger Erschöpfung, die einen zur Ruhe zwingen: Es ist so, als würde eine überlastete Sicherung zusammenbrechen. Die Folge: Schlafstörungen, Juckreiz, Magenbeschwerden, Konzentrationsstörungen, Bluthochdruck, Schusseligkeit.

Was Impatiens bewirken kann

Impatiens besänftigt übertriebene Unruhe und unerträgliche Betriebsamkeit und verhilft zu mehr Geduld und Verständnis für andere, die nicht so schnell sind. Gleichzeitig führt es zu mehr Besonnenheit, Ausgeglichenheit und deshalb auch zu präziserer und gründlicherer Arbeit.

Auch gut in der Kombination mit

- **Elm,** wenn man vor lauter Tempo das Vertrauen in eigene Fähigkeiten verliert.
- **Pine,** wenn man sich wegen seiner Ungeduld zu viele Selbstvorwürfe macht.
- **Water Violet,** wenn die Intoleranz zu massiven Kontaktproblemen führt.
- **Wild Oat,** wenn man das Gefühl hat, jetzt seien alle Chancen vertan.

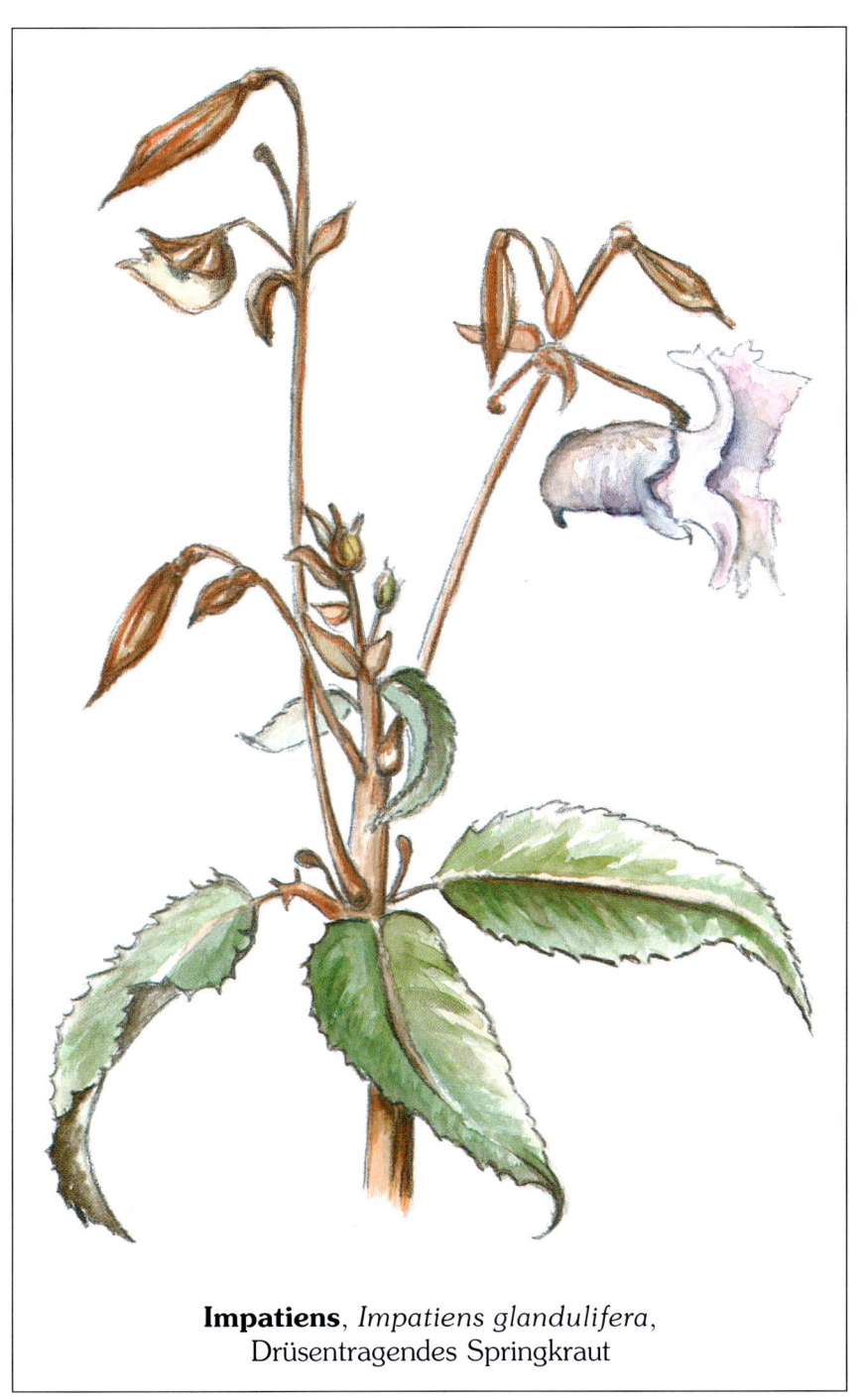

Impatiens, *Impatiens glandulifera*,
Drüsentragendes Springkraut

HEATHER
gegen die Neigung, sich selbst zu wichtig zu nehmen

Botanischer Steckbrief
(Heather, Calluna vulgaris, Besenheide.) Die echte Heide, die leicht mit der Erika verwechselt wird, verträgt Trockenheit und Wärme und gedeiht überall dort, wo der Boden möglichst karg ist. Es gibt zahllose Kulturformen für Gärten, aber das wildwachsende echte Heidekraut ist ca. 20 – 30 cm hoch, bedeckt oft weite Flächen und trägt von Juli bis Oktober weiße oder blaßrosa Blüten.

Warum gerade Heather: das Wesen der Pflanze
Dr. Bach verbindet mit dem Heidekraut die Tugenden Bescheidenheit, Einfühlungsvermögen und Hilfsbereitschaft gegenüber der Gemeinschaft.

Dr. Bach über Heather
„Für Menschen, die ständig die Gesellschaft anderer suchen, wer auch immer das gerade sein mag, denn sie haben das Bedürfnis, ihre Privatangelegenheiten mit anderen zu bereden, und zwar egal mit wem. Wenn sie eine gewisse Zeit lang allein sein müssen, sind sie tief unglücklich."

Typische Gefühle vor der Einnahme
Die Feststellung, daß man zu den unerträglichen Klatschtanten (beiderlei Geschlechts) gerechnet wird. Das Gefühl, unmöglich ohne Publikum sein zu können, daß man völlig unkritisch in der Wahl seiner Freunde und Bekannten ist, Hauptsache, jemand hört zu. Wem einem jemand zu verstehen gibt, daß man ein schlechter Zuhörer ist, weil sich alles immer nur um einen selbst dreht, wenn man die Befürchtung hegt, daß man seinen Mitmenschen auf die Nerven geht, daß einen dieses Verhalten in die ungewollte Isolation treibt und man an diesem Zustand etwas ändern möchte, dann ist es Zeit für Heather.

Mögliche körperliche oder psychische Symptome
Egozentrik und übertriebene Eitelkeit führen außer zu Ablehnung und

dem, was man am meisten fürchtet, nämlich Einsamkeit, häufig zu Krankheiten der Lunge und des Herzens.

Was Heather bewirken kann

Heather wirkt gegen Gefallsucht und den Hang zu pausenloser Selbstdarstellung, die oft genug ihre Wurzeln in einem tiefverwurzelten Minderwertigkeitskomplex haben. Durch Heather entwickelt man mehr Verständnis für andere, lernt, besser auf Menschen einzugehen, und stellt allmählich fest, daß man ohne die ständige Angeberei viel besser ankommt und mehr Freunde gewinnt.

Auch gut in der Kombination mit

- **Chicory,** wenn hinter dem Verhalten die Sehnsucht nach Liebe steckt.
- **Mimulus,** wenn einen die Angst vor Ablehnung quält.
- **Larch,** wenn man unter starken Minderwertigkeitskomplexen leidet.

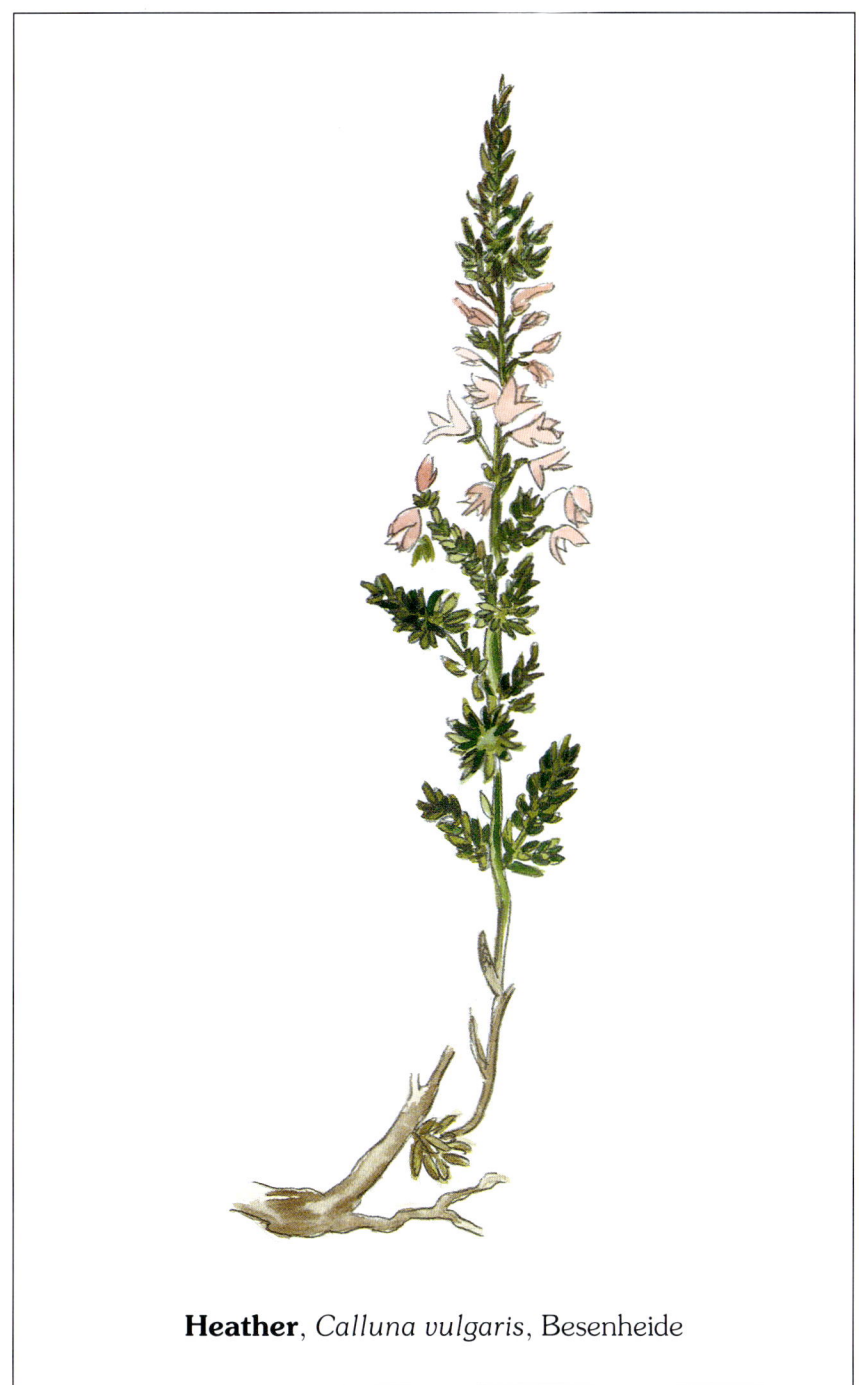

Heather, *Calluna vulgaris*, Besenheide

Überempfindlichkeit für Einflüsse und Ideen anderer

Die Eigenschaft, auf Einflüsse von außen ungewöhnlich sensibel zu reagieren, kann die verschiedensten Ursachen haben und muß längst nicht in jedem Fall negativ sein. Wenn die stark ausgeprägte Sensibilität allerdings dazu führt, daß Sie sich schlecht dabei fühlen oder sich selbst unter Druck setzen und nur noch oder zumindest viel mehr auf die Meinungen von außen achten als auf Ihre eigene innere Stimme, und wenn Sie möglicherweise sogar Symptome entwickeln, die mit dieser Eigenschaft in Verbindung stehen, dann wird es möglicherweise Zeit sich anzuschauen, welche Blütenessenzen Dr. Bach für diese Gefühlslage bereithält. Vier Sorten sind es, die er der negativen Gefühlslage „Übertriebene Beeindruckbarkeit" zuordnet: Agrimony (Nummer 1), Centaury (Nummer vier), Holly (Nummer 15) und Walnut (Nummer 33).

AGRIMONY
gegen die Neigung zu aufgesetzter Fröhlichkeit

Botanischer Steckbrief
(Agrimony, Agrimonia eupatoria, Odermennig.) Wahrscheinlich haben Sie die unscheinbare, anspruchslose Pflanze schon unzählige Male am Wegrand oder auf einem brachliegenden Feld gesehen und für ein Unkraut gehalten. Heute spricht man allerdings nicht mehr von Unkräutern, sondern von Wildkräutern. Der Odermennig wird maximal 60 cm hoch und trägt zwischen Juni und August eine Vielzahl von kleinen, gelben Blüten.

Warum gerade Agrimony: das Wesen der Pflanze
Nach Dr. Bach kennzeichnen diese Pflanze Tugenden wie Ruhe, stille Lebensfreude und wahrer Optimismus. Diese Eigenschaften, sagte er einmal, kämen äußerlich dadurch zum Ausdruck, daß ihre Blüten wie die Spitze eines Kirchturms aussähen, an dem die Samen hingen wie kleine Glocken, die bereit seien, den Frieden für die Seele einzuläuten.

Dr. Bach über Agrimony
„Für die jovialen, stets fröhlichen, humorvollen Menschen, die gern in Frieden leben und Streit und Auseinandersetzungen so verabscheuen, daß sie zu vielem bereit sind, wenn sie Streit und Disharmonien dadurch vermeiden können. Obgleich auch sie im allgemeinen Probleme haben, die sie körperlich und seelisch quälen und nicht zur Ruhe kommen lassen, verstecken sie ihre Sorgen hinter einer heiteren, stets für einen Scherz bereiten Fassade, und jedermann glaubt, daß es gut sei, sie zum Freund zu haben. Oft nehmen sie exzessiv Alkohol und Drogen, um sich selbst zu stimulieren, damit sie ihre Probleme mit einem Lächeln im Gesicht ertragen können."

Typische Gefühle vor der Einnahme
Wenn die Sehnsucht nach Harmonie so groß ist, daß man um des lieben Friedens willen zu fast allem bereit ist. Wenn man glaubt, immer nur lächeln zu müssen, immer vergnügt – um jeden Preis, aber es nicht mehr länger aushält, immer der Kasper für die anderen sein zu

müssen, die Stimmungskanone, derjenige, der alle aufheitert und selbst scheinbar nie Probleme hat. Wenn man die Rolle, die man aus eigener Initiative lange gespielt hat, nicht mehr ertragen kann und auch nicht mehr ohne Alkohol und Drogen dazu in der Lage ist. Wenn man endlich einmal aller Welt zeigen möchte, wie es in Wirklichkeit um einen steht und echte innere Gelassenheit lernen möchte, dann ist es Zeit für Agrimony.

Mögliche körperliche oder psychische Symptome
Psychische Zusammenbrüche (viele Agrimony-Typen befinden sich bereits in Psychotherapie), Schlafstörungen, Rastlosigkeit, Krämpfe, Verspannungen und häufige Schmerzen, Rheuma, Verstopfung.

Was Agrimony bewirken kann
Agrimony verhilft Ihnen zu mehr Ehrlichkeit sich selbst und anderen gegenüber. Sie brauchen nicht mehr um jeden Preis Ihre „Keep-smiling"-Haltung aufrechtzuerhalten. Sie haben nun allmählich den Mut, sich anderen so zu zeigen, wie Sie sind, ohne Angst, Ihr Gesicht zu verlieren – oder Ihre Freunde, und Sie lernen es, Ihre neue Offenheit langsam als Stärke zu sehen und nicht wie bisher als Schwäche.

Auch gut in der Kombination mit
- **Beech,** wenn die Toleranz gegenüber allem und jedem nur gespielt ist.
- **Cherry Plum,** wenn es so viel Kraft kostet, die Rolle des ewig Heiteren zu spielen, daß man fast explodiert.
- **Walnut,** wenn man das Gefühl hat, vor lauter Schauspielerei nicht mehr man selbst zu sein.
- **Red Chestnut,** wenn man auf diese Weise überspielt, daß man eigentlich Angst vor Nähe hat.

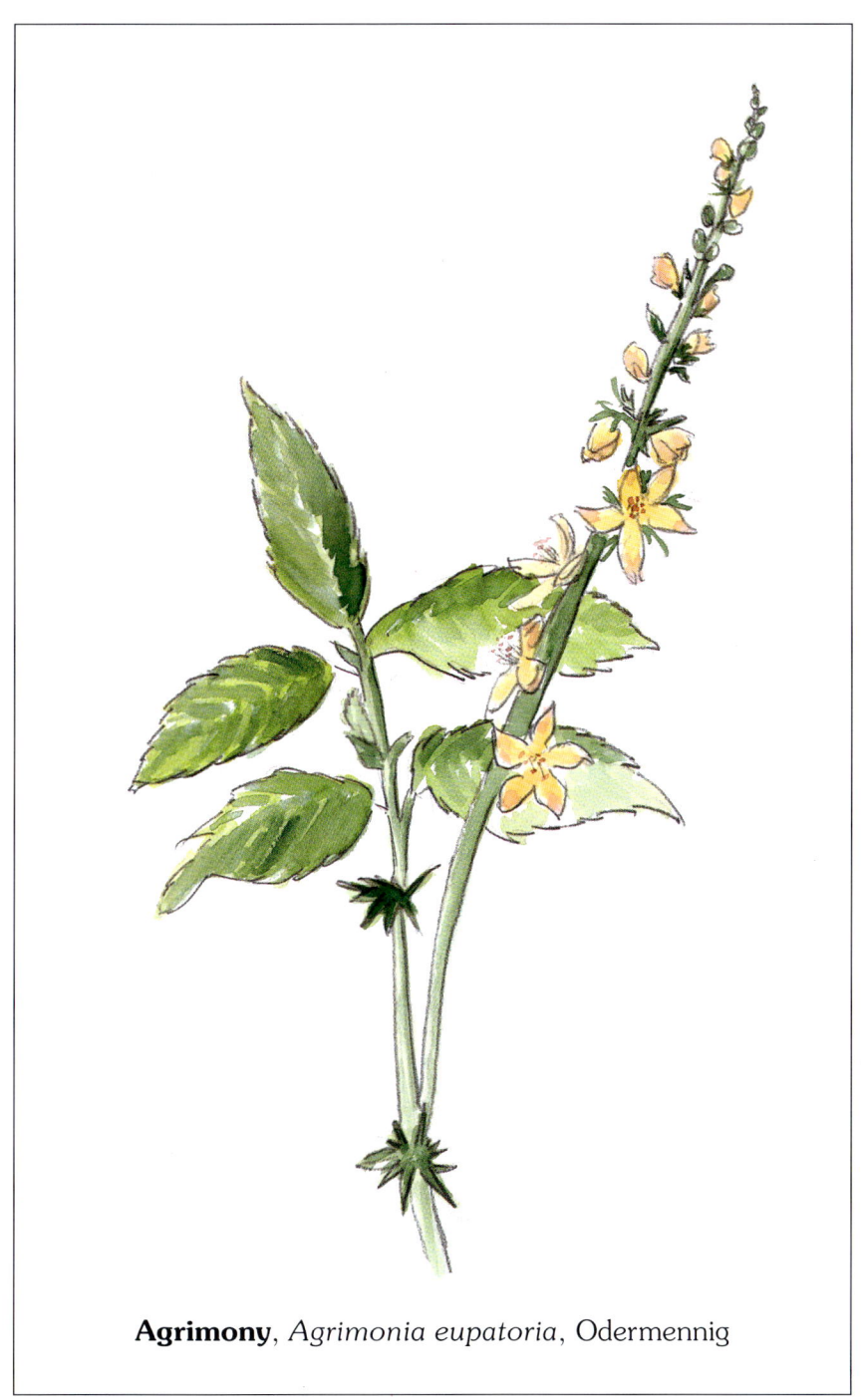

Agrimony, *Agrimonia eupatoria*, Odermennig

CENTAURY
gegen Willenlosigkeit und die Neigung, sich ausnutzen zu lassen

Botanischer Steckbrief
(Centaury, Centaurium umbellatum, Tausendgüldenkraut.) Wildkraut-staude, wird bis zu 30 cm hoch. Wächst auf nährstoffarmem, saurem Boden, am Wegesrand oder auf trockenem Feld. Zwischen Juni und August trägt die mehrjährige Pflanze einen Schirm aus rosa Blüten, die sich allerdings nur bei schönem Wetter öffnen.

Warum gerade Centaury: das Wesen der Pflanze
Für Dr. Bach besitzt die zarte Pflanze, die unendlich grazil ist und trotzdem auf ihrem Stiel zahllose Blütensterne trägt (die sie aber nur dann öffnet, wenn sie das Wetter gut genug findet), hinter bescheide-nem Auftreten beispielhafte Kraft und die Fähigkeit zur Selbstverwirk-lichung.

Dr. Bach über Centaury
„Für freundliche, ruhige, sanfte Menschen, die sich nur zu eifrig für andere einsetzen und dabei die eigenen Kräfte überschätzen. Ihr Wunsch zu helfen ist so stark, daß sie darüber mehr zu Dienern wer-den als zu willigen Helfern. Ihre Gutmütigkeit führt dazu, daß sie mehr als nur ihren Teil an Arbeit übernehmen und darüber möglicherweise ihre besondere Lebensaufgabe vernachlässigen."

Typische Gefühle vor der Einnahme
Wenn man selbst darunter leidet, daß man einfach nicht nein sagen kann, die Wünsche der anderen immer wichtiger nimmt als die eige-nen Bedürfnisse, wenn man sich jeden Schuh anzieht und sich vor-werfen muß, gutmütig wie ein Schaf zu sein. Wenn man in einer Be-ziehung immer den kürzeren zieht, stets nachgibt, weil es einem am Selbstbewußtsein fehlt, die eigenen Wünsche durchzusetzen. Wenn man für ein bißchen Anerkennung fast alles zu tun bereit ist, aber sich irgendwann fühlt wie Aschenputtel, ehe der Prinz kam – dann wird es Zeit für Centaury.

Mögliche körperliche oder psychische Symptome

Schwächezustände und Entwicklungsstörungen, stets blaß, kraftlos, erschöpft und ohne Freude. Neigung zu Unterwürfigkeit, depressiver Verstimmung. Wirbelsäulenbeschwerden, Kreuzschmerzen. Häufig handelt es sich um gewollt farblose Persönlichkeiten mit dem dringenden Wunsch, sich unsichtbar zu machen.

Was Centaury bewirken kann

Centaury verhilft zu einem besseren Selbstwertgefühl. Sie brauchen nun nicht mehr länger die Anerkennung der anderen, zumindest nicht um jeden Preis. Sie begreifen, daß Sie Ihren festen Platz in der Gesellschaft haben, und müssen sich nicht länger durch Ihre ständige Dienstbereitschaft und Ihren bereitwilligen Verzicht profilieren. Sie werden selbstbewußt und lernen, daß es gar nicht nötig ist, jedem zu gefallen. Im Gegenteil: Sie entdecken plötzlich, daß es Menschen gibt, die Ihnen nicht gefallen, und andere, denen Sie nicht gefallen – und daß Sie nicht die Absicht haben, daran etwas zu ändern!

Auch gut in der Kombination mit

- **Cerato,** wenn die Unterwürfigkeit zu sexueller Hörigkeit führt.
- **Pine,** wenn hinter der Selbstaufopferung schwere Schuldgefühle stehen.
- **Red Chestnut,** wenn die Selbstlosigkeit krankhafte Formen annimmt.
- **Walnut,** wenn man zur Unselbständigkeit erzogen wurde und nicht aus seiner Haut kann.

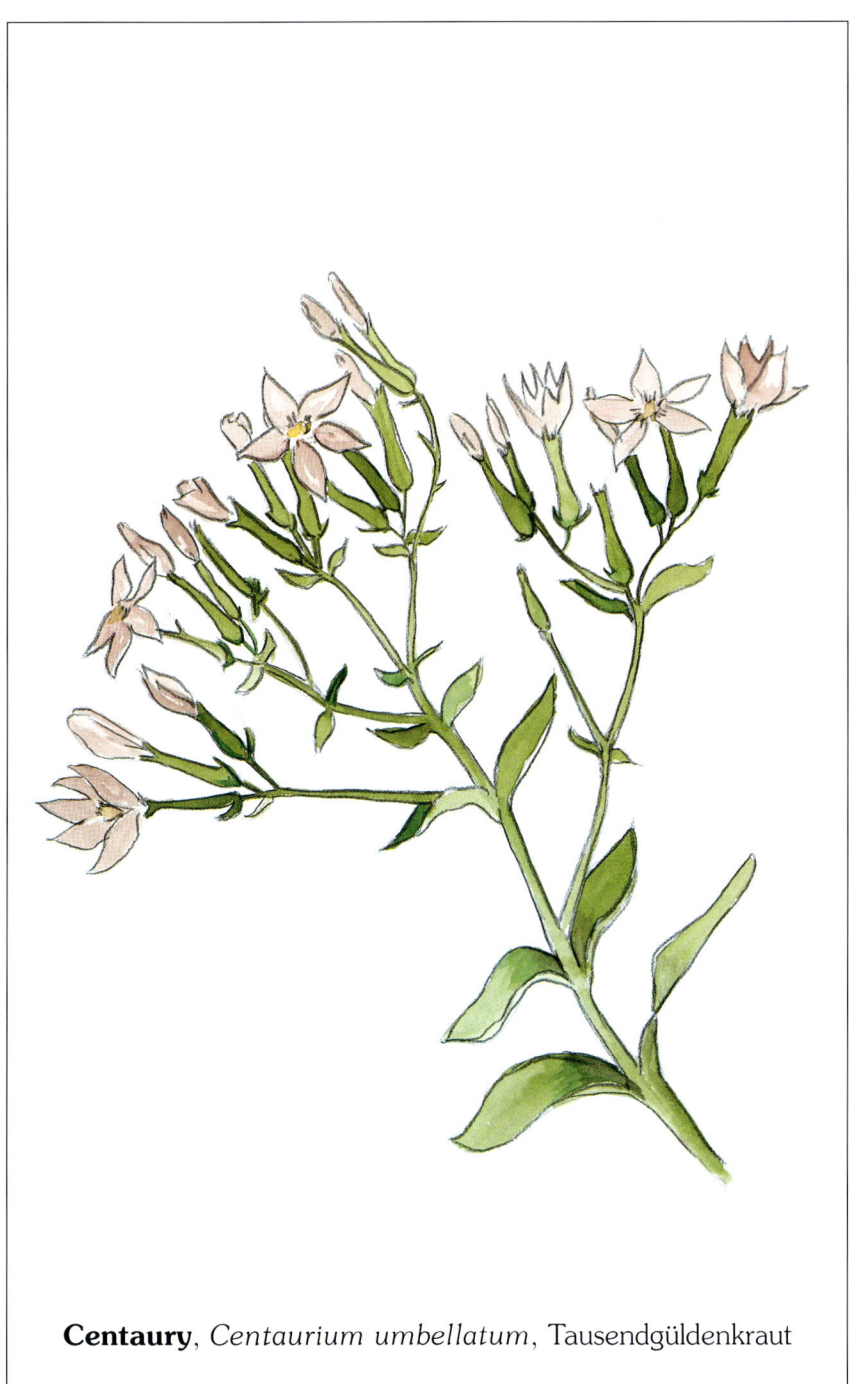

Centaury, *Centaurium umbellatum*, Tausendgüldenkraut

HOLLY
gegen Haß, Eifersucht und Mißtrauen

Botanischer Steckbrief
(Holly, Ilex aquifolium, Stechpalme.) Es gibt über 300 Arten von Stech-palmen. Ilex aquifolium, die von Bach ausgewählte, hat glänzende, dunkelgrüne, immergrüne Blätter und orangerote Beeren. Sie wächst in mildem Klima als Strauch oder kleinerer Baum und trägt im März und April duftende weiße Blüten.

Warum gerade Holly: das Wesen der Pflanze
In Großbritannien und auch in manchen Mittelmeerländern wird die Stechpalme gern als Weihnachtsbaum verwendet. Für Dr. Bach be-sitzt sie die Tugenden der Nächstenliebe und christlichen Verhaltens im echten Sinn.

Dr. Bach über Holly
„Für diejenigen, die manchmal von Eifersucht, Neid, Rache und Miß-trauen gepeinigt werden. Auch für die verschiedenen Formen von Mißgestimmtheit. In ihrem tiefsten Inneren leiden diese Menschen vielleicht selbst sehr stark, obgleich sie oft gar keinen richtigen Grund zum Unglücklichsein haben."

Typische Gefühle vor der Einnahme
Wenn man mit seinen eigenen negativen Gefühlen nicht mehr klar-kommt. Wenn einen der Neid auffrißt, der grundlose Haß, wenn die Verachtung gegenüber den Schwächen der anderen unerträglich wird, wenn man hinter allem und jedem etwas Schlechtes vermutet und völlig das Vertrauen in die Menschen verloren hat. Wenn man zu vor-schnellen Verdächtigungen neigt, häufig ausrastet, jähzornig und ag-gressiv wird, spürt, daß viele Menschen einen Bogen um einem ma-chen, und eine Ahnung hat, warum, wenn man fühlt, was mit einem nicht stimmt, aber nicht aus seiner Haut heraus kann, dann wird es Zeit für Holly.

Mögliche körperliche oder psychische Symptome

Hohes Fieber, Allergien, plötzlich auftretende schwere Infektionen und im Krankheitsfall eine Reizbarkeit, die selbst für Menschen dieses cholerischen Charakters auffällig ist.

Was Holly bewirken kann

Holly kann negative Gefühle wie Haß, Rachsucht, Niedertracht, krankhafte Eifersucht und Neid mildern und im glücklichen Fall sogar beseitigen. Die schlimmen Aggressionen, mit der Sie Ihre Umwelt in Angst und Schrecken versetzen, legen sich. Sie werden allmählich sanfter, verständnisvoller, liebesfähiger und lernen es, in anderen immer mehr positive Eigenschaften zu entdecken.

Auch gut in der Kombination mit

- **Beech,** wenn es zu einem allergischen Schock gekommen ist.
- **Cherry Plum,** wenn die Anfälle von Aggression unkontrollierbar werden.
- **Star of Bethlehem**. Wenn die Ursache für all die negativen Gefühle in einem schweren Schock zu suchen ist.
- **Vine,** wenn man absolut keinen Widerspruch oder keine Kritik ertragen kann.

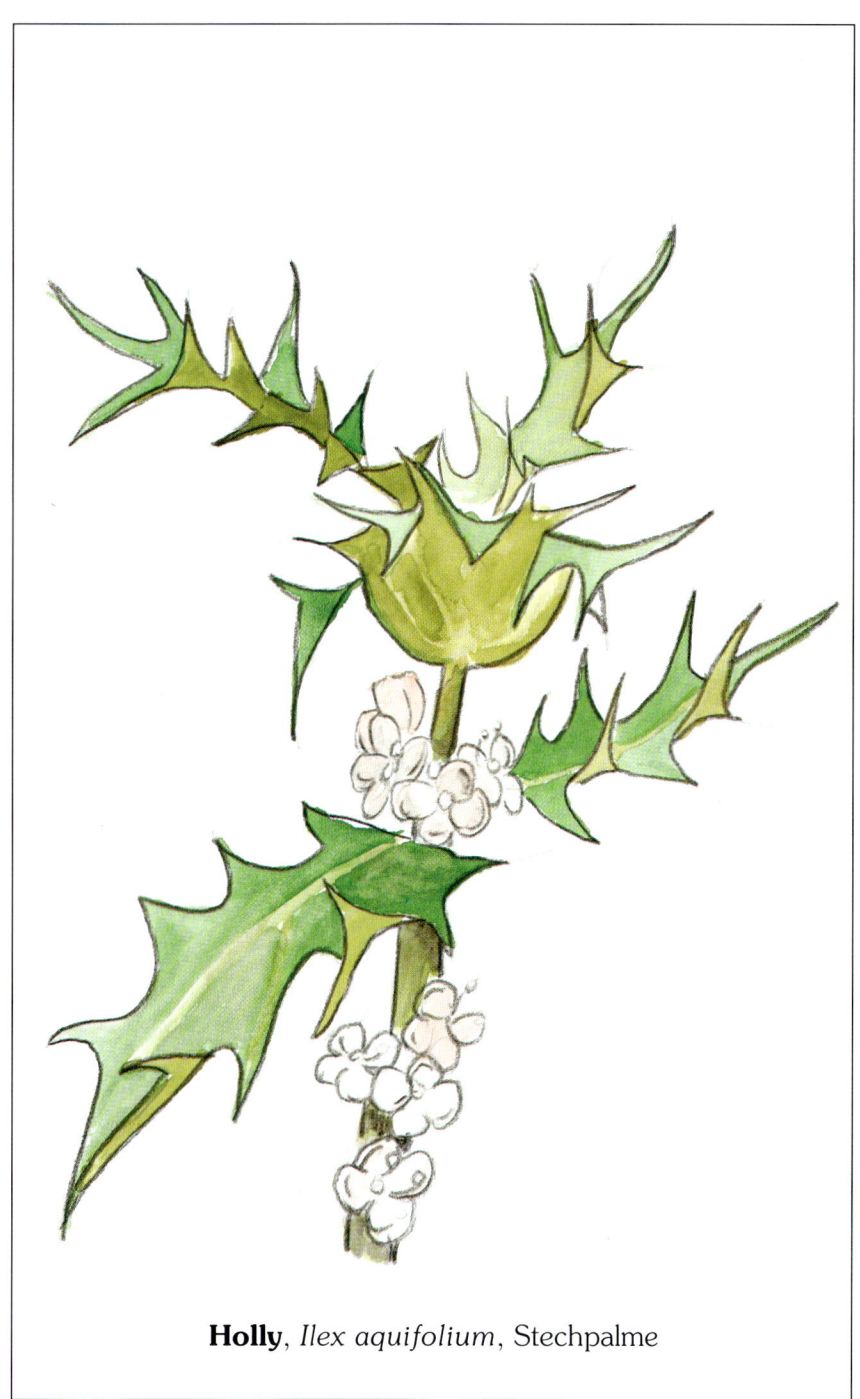

Holly, *Ilex aquifolium*, Stechpalme

WALNUT
erleichtert den Übergang in neue Lebensabschnitte

Botanischer Steckbrief
(Walnut, Juglans regia, Walnußbaum.) Sommergrüner Baum mit gewölbter, kugeliger Krone. Kann über 25 m hoch werden. Ist eigentlich mehr in Südosteuropa verbreitet, gedeiht aber auch bei uns in Gegenden mit einigermaßen mildem Klima. Die Blätter sind 2 – 6 cm lang und unpaarig gefiedert. Die männlichen gelbgrünen Kätzchen und die etwas selteneren und unauffälligeren weiblichen Blüten erscheinen am gleichen Baum etwa zur gleichen Zeit wie das Laub. Blütezeit: April bis Mai.

Warum gerade Walnut: das Wesen der Pflanze
Dr. Bach verbindet mit dem Walnußbaum den endgültigen, bewußten Abschluß mit gewissen Kapiteln aus der Vergangenheit und den Mut und die Entschlossenheit zum Neuanfang – den „Durchbruch" im wahrsten Sinne des Wortes.

Dr. Bach über Walnut
„Für die Menschen, die klare Ideale und bestimmte Zielvorstellungen für ihr Leben haben und die auch erfüllen. Aber manchmal, bei seltenen Gelegenheiten, lassen sie sich durch die Überzeugungskraft, den Enthusiasmus und die kraftvollen Argumente anderer von ihren eigenen Zielen, Ideen und Tätigkeiten ablenken. Dieses Heilmittel schützt vor Einflüssen von außen und gibt Beständigkeit."

Typische Gefühle vor der Einnahme
Dr. Bach bringt in seiner Charakterisierung den Gefühlen von Unsicherheit und dem Wankelmut, der uns gegenüber grundlegenden Veränderungen im unserem Leben oft befällt, großes Verständnis entgegen und bietet eine Hilfe an. Wenn man also vor wichtigen Entscheidungen steht und sich nicht traut, den letzten Schritt zu tun, wenn man eigentlich genau weiß, was zu tun ist, aber trotzdem immer wieder den Rat von außen einholt, wenn man dazu neigt, viele und wichtige Dinge selbst zu entscheiden, aber in bestimmten Situationen, vor

allem dann, wenn Gefühle im Spiel sind, gern von anderen hört, wo es langgeht, dann wird es Zeit für Walnut. Wenn wichtige neue Lebensphasen beginnen, für die besonders viel Kraft notwendig ist – Trennung, Umzug, Schwangerschaft, Beginn der Wechseljahre, Ruhestand –, dann wird es Zeit für Walnut. Wenn man ein bestimmtes Kapitel seines Lebens innerlich endlich und endgültig abschließen möchte – dann ist es ebenfalls Zeit für Walnut.

Mögliche körperliche oder psychische Symptome
Schwangerschaftsbeschwerden, Beschwerden während des Klimakteriums, hormonelle Umstellungen, Wachstumsschübe, Infektionen, Kinderkrankheiten, Zahnwechsel sind äußere Anzeichen der Übergänge und Lebensumstellungen, die mit Krisen und Schmerzen verbunden sein können und durch Walnut leichter und schmerzloser verlaufen.

Was Walnut bewirken kann
Walnut vermittelt innere Kraft und Stabilität, stärkt die Persönlichkeit und verleiht Ihnen sowohl den Mut als auch das berühmte „dicke Fell", das für einen neuen Lebensabschnitt so notwendig ist. Frei und mutig und unabhängig von den guten Ratschlägen anderer vertrauen Sie Ihrem Schicksal und sich selbst und machen sich auf den Weg.

Auch gut in der Kombination mit
- **Centaury,** wenn man sich schlecht vom Urteil anderer unabhängig machen kann.
- **Gentian,** wenn es einem an Mut fehlt.
- **Pine,** wenn man sich gegen die Argumente der anderen nicht zur Wehr setzen kann.
- **Larch,** wenn es an Selbstvertrauen fehlt.

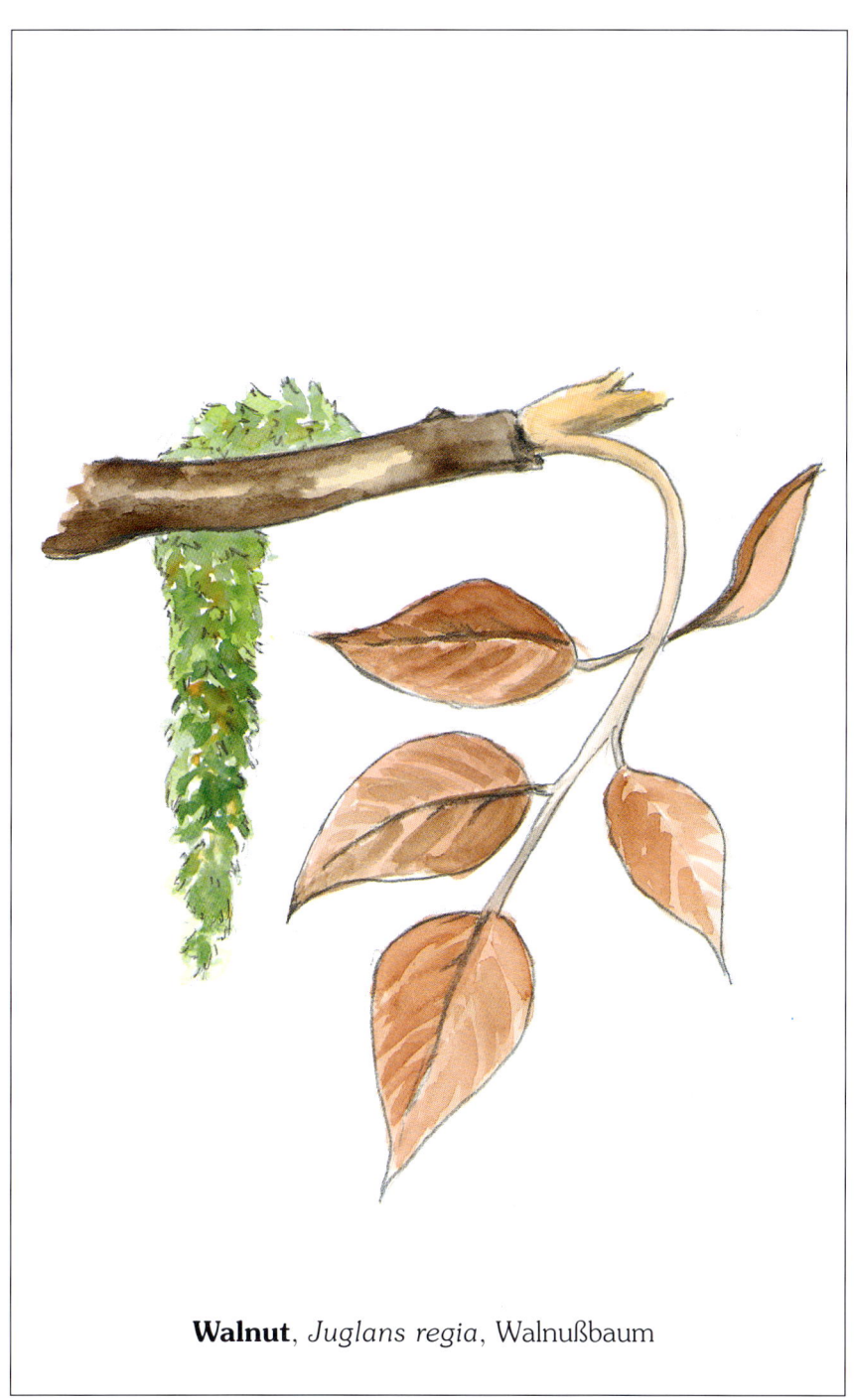

Walnut, *Juglans regia*, Walnußbaum

Bach-Blüten gegen Mutlosigkeit und Verzweiflung

Das ist die stärkste von allen Gruppen. Dr. Bach findet acht Gründe für die Gefühle von tiefer Verzweiflung und Hoffnungslosigkeit, die keinem von uns im Leben ganz erspart bleiben. Diese vernichtenden finsteren, schwärzesten Momente, in denen es keine Hoffnung, keinen Ausweg, keine Lösung zu geben scheint, in denen man selbst aufgehört hat, auf ein Wunder zu hoffen, in denen nur noch der Tod ein Freund zu sein scheint, nehmen in unserem Leben und in unseren Gefühlen manchmal einen so breiten Raum ein, daß Dr. Bach ihnen acht heilende Pflanzen gewidmet hat – Balsam für die tiefsten und schmerzlichsten Wunden: Larch (Nummer 19), Pine (Nummer 24), Elm (Nummer 11), Sweet Chestnut (Nummer 30), Star of Bethlehem (Nummer 29), Willow (Nummer 38), Oak (Nummer 22) und Crab Apple (Nummer 10).

LARCH
gegen Minderwertigkeitskomplexe und Versagensängste

Botanischer Steckbrief
(Larch, Larix decidua, Lärche.) Sommergrüner Nadelbaum mit schlanker Krone. Wächst gern am Waldrand, weil es dort hell ist, wird bis zu 40 m hoch, hat am gleichen Baum zahlreiche männliche und weibliche 3 x 2 cm große Blüten, die anfangs karminrot sind und später dunkelbraun werden und als Zapfen oft jahrelang hängen bleiben. Lärchen wachsen noch auf Höhen von bis zu 2000 m – also fast oberhalb der Baumgrenze. Blütezeit ist März und April.

Warum gerade Larch: das Wesen der Pflanze
Nach Dr. Bach besitzt die Lärche in besonderem Maße die Tugenden Mut und Selbstvertrauen. Sie liebt alles, was licht und klar ist, und strebt deshalb in große Höhen.

Dr. Bach über Larch
„Für diejenigen, die sich für weniger fähig und gut halten als die anderen Menschen in ihrer Umgebung, die immer mit Fehlschlägen rechnen, die das Gefühl haben, daß sie es im Leben nie zu etwas bringen werden, und es deshalb auch gar nicht erst richtig versuchen."

Typische Gefühle vor der Einnahme
Es fehlt jeder Funken von Selbstbewußtsein, man traut sich rein gar nichts zu und hält sich für einen Versager. Man ist derart auf Mißerfolg programmiert, daß man gar nicht erst versucht, etwas zu leisten, obgleich man durchaus die Fähigkeiten dafür hätte. Deshalb nutzt man jeden Vorwand, jede Ausrede, um sich vor einer Tätigkeit zu drücken. Das wiederum führt zu übertriebener Schüchternheit und der Bereitschaft, sich jederzeit in das nächstbeste Mauseloch zurückzuziehen.

Mögliche körperliche oder psychische Symptome
Larch-Kandidaten neigen zu schlechter Haltung, Problemen mit der Wirbelsäule, Rückenschmerzen, Knochenkrankheiten, Frauen insbesondere während der Wechseljahre zu Osteoporose.

Was Larch bewirken kann

Larch verhilft zu mehr Selbstvertrauen. Es baut Minderwertigkeitskomplexe ab, verleiht den Mut, Dinge anzugehen, vorhandene Begabungen zu entdecken, und die Kraft, auch gelegentliche Fehlschläge einzustecken.

Auch gut in der Kombination mit

- **Elm,** wenn das Selbstvertrauen eigentlich da war, aber aus aktuellem Anlaß zerstört wurde.
- **Olive,** wenn die Minderwertigkeitskomplexe auf Erschöpfung zurückzuführen sind.
- **Pine,** wenn man sich moralisch minderwertig und unterlegen fühlt.
- **Walnut,** wenn der Mangel an Selbstvertrauen zur Folge hat, daß man jedem alles glaubt und sich von allem und jedem beeinflussen läßt.

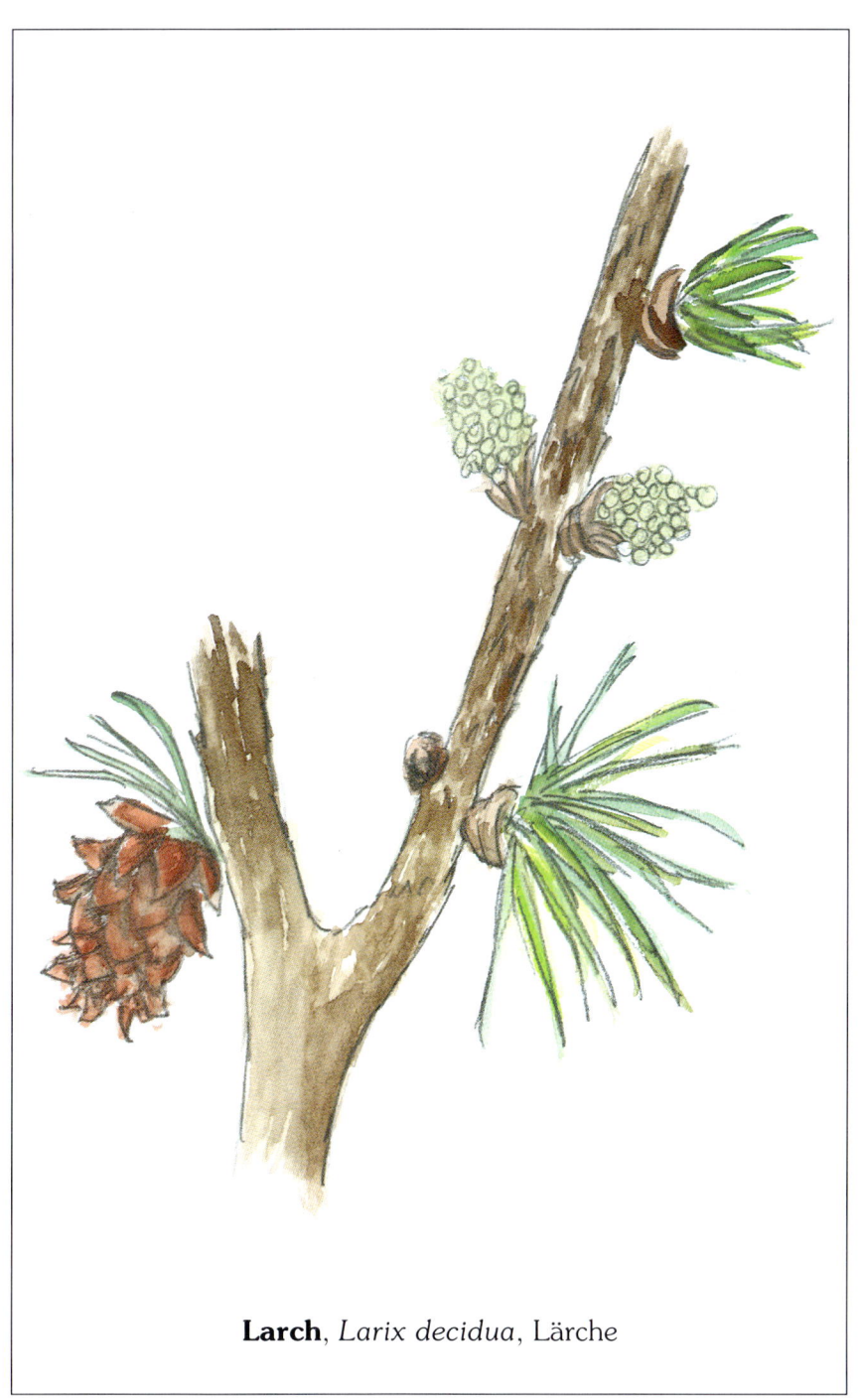

Larch, *Larix decidua*, Lärche

PINE
gegen Schuldkomplexe und die Neigung, sich für alles
verantwortlich zu fühlen

Botanischer Steckbrief
(Pine, Pinus silvestris, Gemeine Kiefer, Föhre.) Immergrüner Nadelbaum bis etwa 30 m Wuchshöhe, wächst überall in Europa von Lapp-
land bis Spanien bis in Höhen von 1300 m. Liebt lockeren Boden, ist
aber nicht besonders wählerisch.

Trägt rötliche weibliche und männliche Blüten mit reichlich gelben
Pollen einzeln oder in Büscheln. Blütezeit ist der Mai.

Warum gerade Pine: das Wesen der Pflanze
Dr. Bach assoziiert mit der Kiefer die Fähigkeit sowohl zur Reue als
auch zur Vergebung und spricht ihr die Kraft zu, diese Fähigkeiten
weiterzugeben.

Dr. Bach über Pine
„Für Menschen, die die Schuld immer bei sich selbst suchen. Selbst
wenn sie Erfolg hatten, denken sie, sie hätten es noch besser machen
können, sie sind mit ihrer Leistung und dem Ergebnis nie zufrieden.
Sie arbeiten hart und leiden viel unter den Fehlern, die sie sich selbst
zuschreiben.

Selbst wenn manchmal ein Fehler eindeutig von jemand anders
gemacht wurde, übernehmen sie dafür bereitwillig die Verantwortung."

Typische Gefühle vor der Einnahme
Man hat das Gefühl, sich ständig für irgend etwas entschuldigen zu
müssen, ist das personifizierte schlechte Gewissen, zieht sich buchstäblich jeden Schuh an, auch dann, wenn er absolut nicht paßt. Man
ist ständig mit der eigenen Leistung unzufrieden, steckt in der Diskus-
sion sofort zurück, alles, was man macht, muß 150prozentig sein.
Diese ewig mit sich Unzufriedenen weisen jedes Lob weit von sich,
weil sie glauben, daß sie es nicht verdient haben, und Dank erst recht
nicht, und sind in jeder Beziehung arme Sünder, die vor jeder Möch-
tegern-Autorität kuschen.

Mögliche körperliche oder psychische Symptome

Die Angst zu versagen steckt einem so in den Knochen, daß man buchstäblich wie ein geprügelter Hund durchs Leben schleicht. Starke Probleme mit der Sexualität.

Was Pine bewirken kann

Pine wirkt hilfreich und aufbauend, verscheucht unangebrachte Schuldgefühle und zwanghaften Perfektionismus und ersetzt diese zerstörerischen Eigenschaften durch Lebensbejahung und Eigenverantwortlichkeit.

Auch gut in der Kombination mit

- **Centaury,** wenn man sich aus Schuldgefühlen heraus selbst aufopfert.
- **Rock Water,** wenn man zu zwanghaftem Perfektionismus neigt.
- **Walnut,** wenn man sich seiner Haut nicht wehren kann.
- **Mimulus,** wenn man ständig Angst hat, Schuld auf sich zu laden.

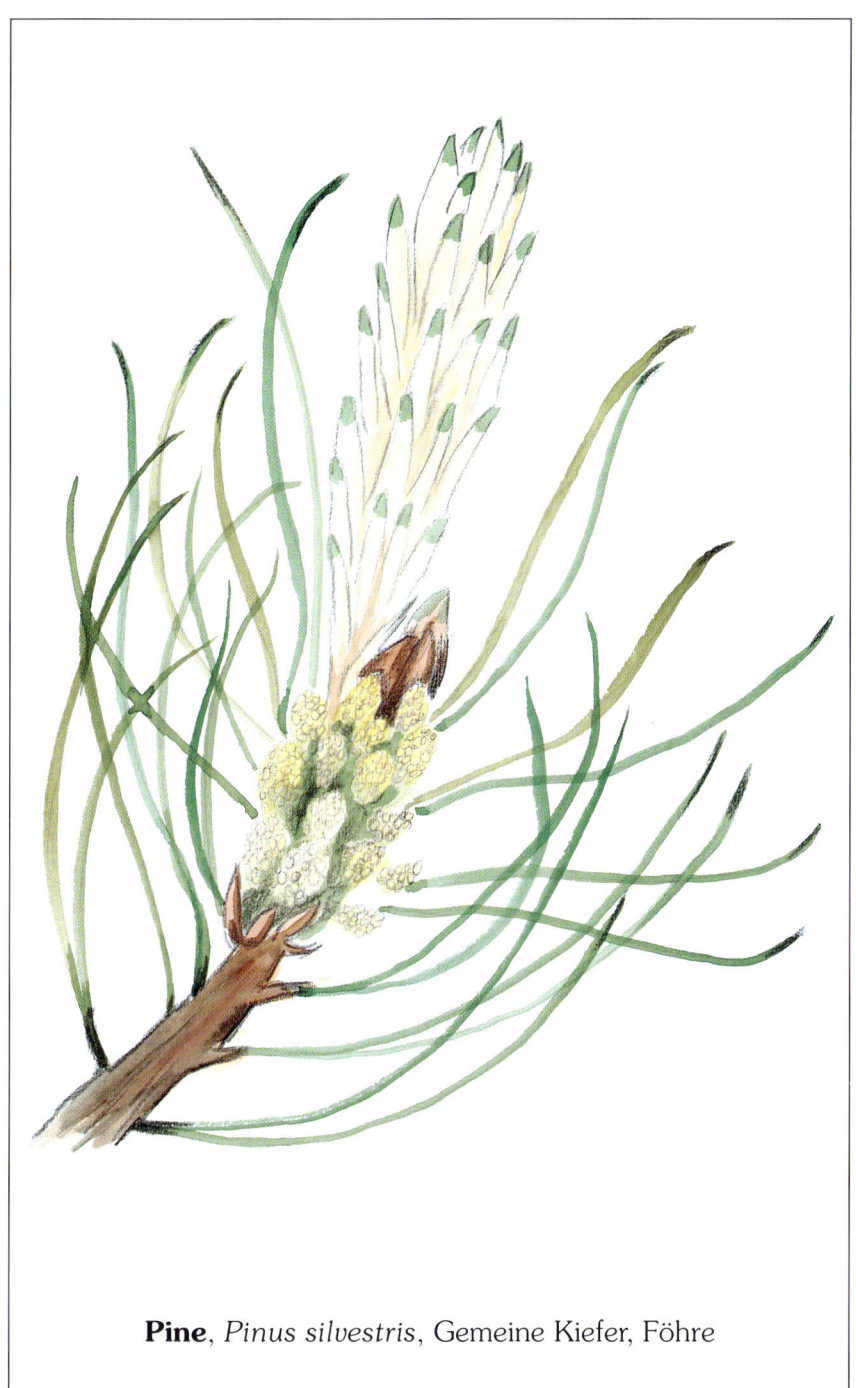

Pine, *Pinus silvestris*, Gemeine Kiefer, Föhre

ELM
wenn die Verantwortung zu groß und die Last als
zu schwer empfunden werden

Botanischer Steckbrief
(Elm, Ulmus procera, Englische Ulme.) Sommergrüner Laubbaum, der bis zu 30 m hoch werden kann und für einen so hoch gewachsenen Baum ungewöhnlich kleine, rundlich-ovale Blätter trägt. Wuchs ursprünglich nur auf den britischen Inseln. Häufig als Straßenbaum gepflanzt, zur Zeit durch die zerstörerische Ulmenkrankheit gefährdet. Kleine, traubenförmige und überaus zahlreiche Blüten, die noch vor dem Laubaustrieb erscheinen. Flügelnüßchen. Blütezeit Februar bis März.

Warum gerade Elm: das Wesen der Pflanze
Die englische Ulme symbolisiert Widerstandskraft und Verantwortungsbewußtsein. Vor allem die erste Eigenschaft wurde in den letzten Jahrzehnten auf eine harte Probe gestellt. Die gefürchtete Holländische Krankheit hat einen großen Teil der Ulmen Englands befallen und vernichtet. Nun jedoch wächst der Baum wieder, auch in der Gegend um das Bach-Center in Oxfordshire, wo die meisten Pflanzen gesammelt werden. Allerdings sind die Ulmen dort bisher noch nicht wieder zum Blühen gekommen.

Dr. Bach über Elm
„Für Menschen, die gute Arbeit leisten, ihrer Berufung folgen und die Hoffnung hegen, daß sie etwas Wichtiges tun, das dem Wohl der Menschheit dient. Bisweilen erleben sie jedoch Zeiten der Niedergeschlagenheit, dann glauben sie, die Aufgabe, die sie übernommen haben, ist zu schwer für sie und übersteigt die menschlichen Kräfte."

Typische Gefühle vor der Einnahme
Normalerweise fühlt man sich stark und allen Anforderungen, die an einen gestellt werden, gewachsen und ist gewohnt, stets an die Grenzen der Belastbarkeit zu gehen. Aber plötzlich ist da das Gefühl, völlig überfordert zu sein. Der Streß nimmt überhand und wird unerträglich.

Alles wird einem zuviel, und selbst kleine Aufgaben scheinen einem über den Kopf zu wachsen. Zur Erschöpfung kommen nun Selbstzweifel und Verzagtheit hinzu, die gar nicht zu dem eigentlichen Charakter passen. Wenn jetzt nicht die Notbremse gezogen wird, ist eine längere Krankheit und eine dadurch bedingte Zwangspause nicht zu vermeiden.

Mögliche körperliche oder psychische Symptome

Elm-Persönlichkeiten gehen stets an die Grenze zum Zusammenbruch. Dadurch kann ein innerer Überdruck entstehen, mit Bluthochdruck, Schlaganfall oder Herzinfarkt in der Folge. Glücklicherweise tritt dieser Fall jedoch nicht so häufig ein, da der Elm-Mensch die Gefahr kommen sieht und tatsächlich in letzter Sekunde die Notbremse ziehen kann. Allerdings ist die Einsicht selten von Dauer. Kaum entkommen, stellt er sich von neuem dem Dauerstreß.

Was Elm bewirken kann

Elm hilft in letzter Sekunde, wenn der Zusammenbruch schon vor der Tür steht. Es mobilisiert die letzten Kräfte, so daß Sie Ihr Ziel gerade noch erreichen können. Wenn Sie rechtzeitig mit der Einnahme beginnen, verhindert es künstlichen Streß und erhöht noch die ohnehin schon hohe Leistungsfähigkeit. Für eine gewisse Zeit, wohlgemerkt!

Auch gut in der Kombination mit

- **Gentian,** wenn plötzlich ungewohnte Mutlosigkeit einsetzt.
- **Oak,** wenn der Zwang zur Leistung von außen kommt.
- **Hornbeam,** wenn die akute Krise schon begonnen hat.
- **Star of Bethlehem,** wenn der Zusammenbruch durch eine seelische Erschütterung provoziert wird.

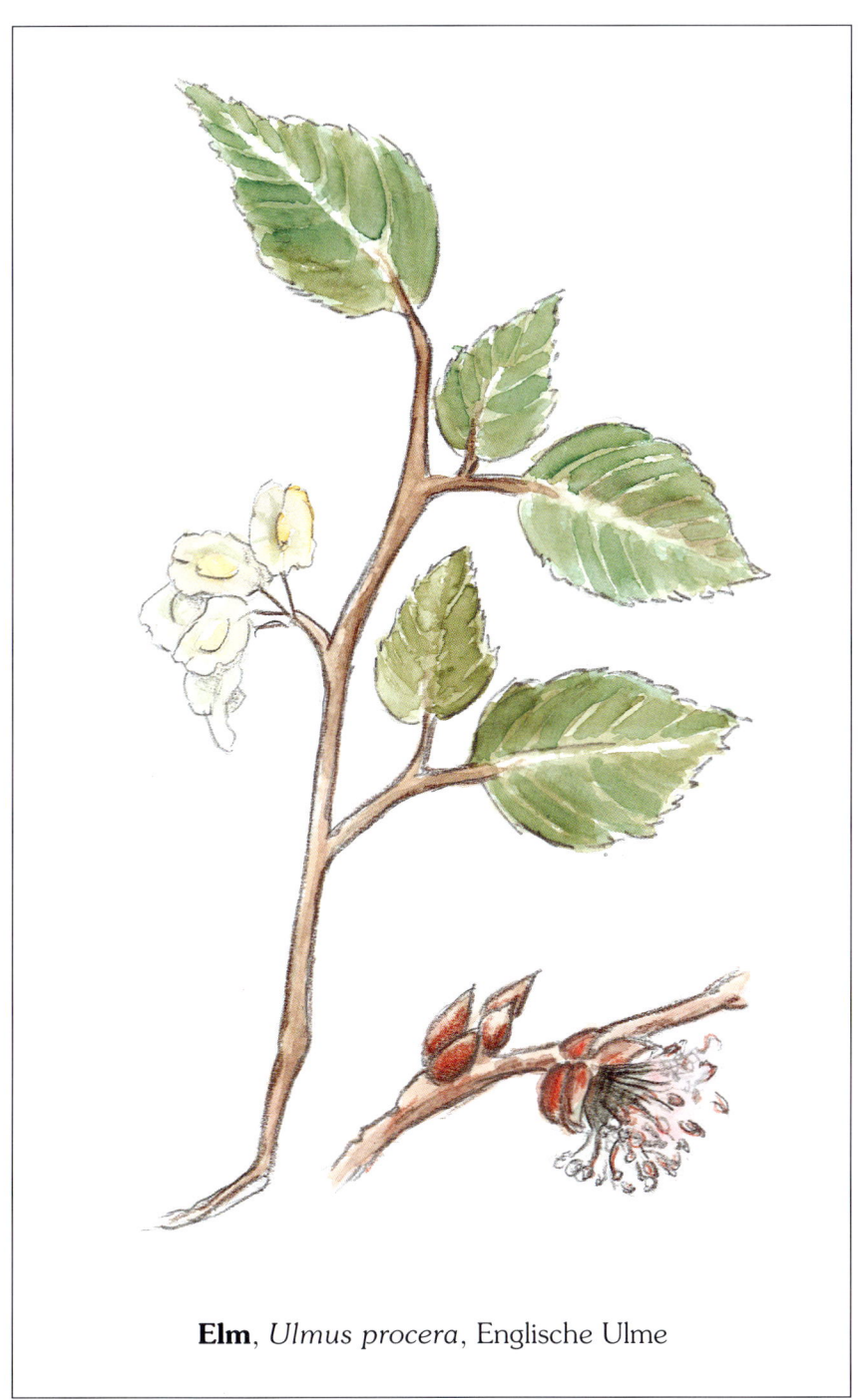

Elm, *Ulmus procera*, Englische Ulme

SWEET CHESTNUT
gegen Niedergeschlagenheit und Verzweiflung

Botanischer Steckbrief
(Sweet Chestnut, Castanea sativa, Eßkastanie.) Stattlicher, bis zu 30 m hoher sommergrüner Laubbaum mit dickem Stamm, 10 – 30 cm langen ledrig-grünen Blättern und kätzchenartigen, duftenden Blüten. Liebt offene Wälder und lockeren, mäßig feuchten Boden. Blütezeit Juni bis August.

Warum gerade Sweet Chestnut: das Wesen der Pflanze
Diese Pflanze ist durch ihren unbezähmbaren Lebenswillen charakterisiert. Sie kann dank ihrer Zähigkeit und Ausdauer Jahrhunderte alt werden.

Dr. Bach über Sweet Chestnut
„Für die Momente, in denen Menschen das Gefühl haben, daß die Verzweiflung so groß ist, daß sie sie nicht mehr ertragen können. Wenn Körper oder Geist spüren, daß sie an den äußersten Grenzen ihrer Kraft angelangt sind und daß sie jetzt zu zerbrechen drohen. Wenn es den Anschein hat, als ob es nichts mehr geben könnte außer Vernichtung und Zerstörung.“

Typische Gefühle vor der Einnahme
Die Lage ist völlig aussichtslos, da ist schwärzeste Nacht und tiefste ohnmächtige Hoffnungslosigkeit. Soviel kann kein Mensch aushalten. Man kann nicht mehr und hat auch keine Tränen mehr. Das ist das Ende.

Mögliche körperliche oder psychische Symptome
Das Gefühl völliger Ausweglosigkeit ist der Endpunkt einer Reihe von Belastungen und macht alle Krankheiten möglich, die mit einer solchen Seelenqual Hand in Hand gehen können. In welcher Art und Weise der Zusammenbruch erfolgt, ist offen.

Was Sweet Chestnut bewirken kann

Sweet Chestnut bricht den blockierten Widerstand gegenüber der Realität, die totale Verweigerung, und gibt Ihnen dann eine realistische Perspektive zum Weiterleben. Sie gewinnen allmählich wieder Vertrauen in das Schicksal.

Auch gut in der Kombination mit

- **Elm,** wenn die Verzweiflung eine Folge von Überforderung ist.
- **Rock Rose,** wenn die Verzweiflung mit Panik gepaart ist.
- **Willow,** wenn die Tendenz, andere zu ihrem Glück zu zwingen, Grund für die Verzweiflung ist.

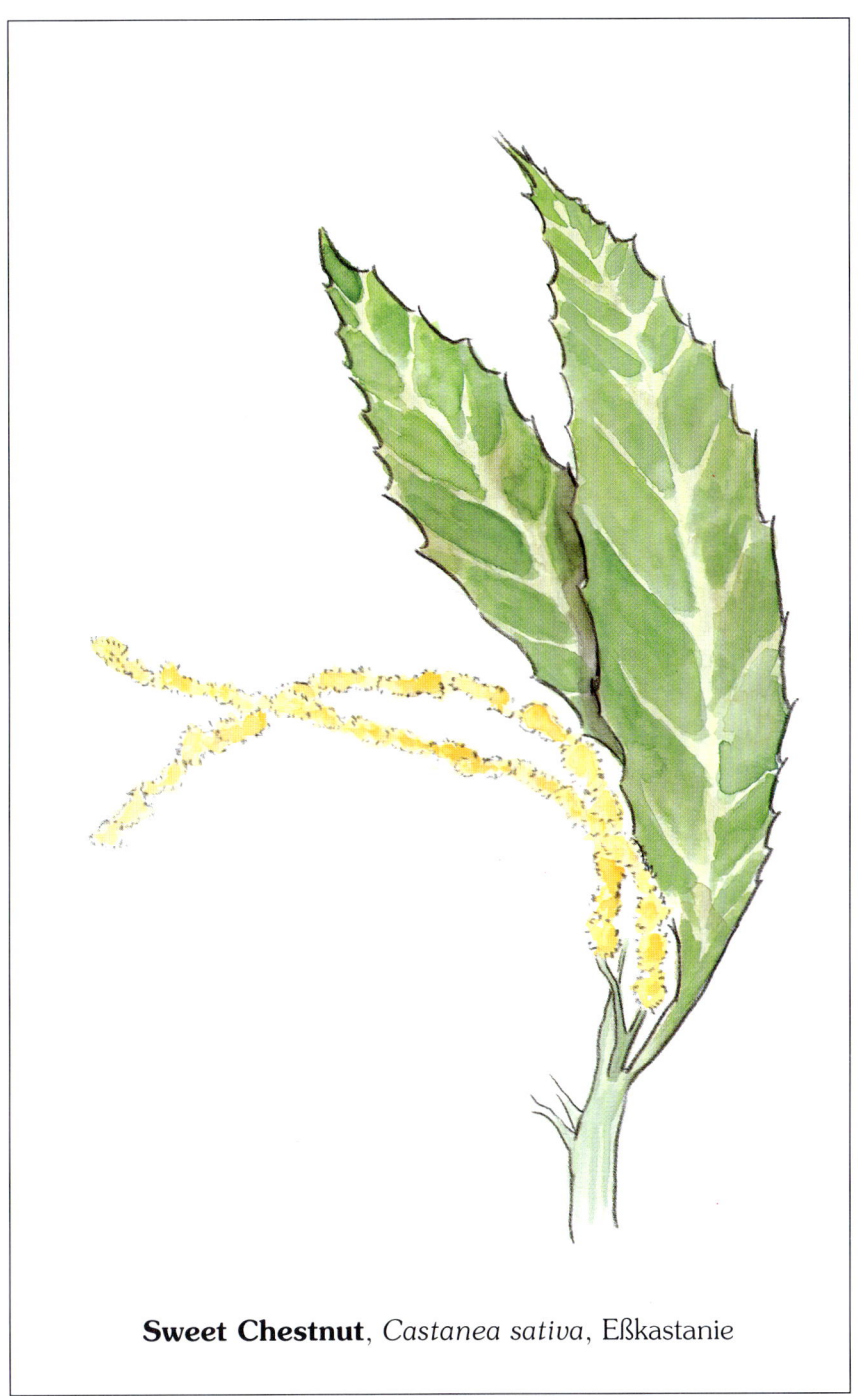

Sweet Chestnut, *Castanea sativa*, Eßkastanie

STAR OF BETHLEHEM
für alle Schocksituationen

Botanischer Steckbrief

(Star of Bethlehem, Ornithogalum umbellatum, Goldiger Milchstern.) Ein 20 – 30 cm hohes Zwiebelgewächs mit zarten, sechsblättrigen Blütensternen, die innen schneeweiß und außen grün-weiß gestreift sind und sich nur bei schönem Wetter öffnen. Ein Frühlingsblüher, den man am ehesten in der freien Natur findet. Blütezeit April bis Mai.

Warum Star of Bethlehem: das Wesen der Pflanze

Für Dr. Bach ist die zarte, schneeweiße Blüte, die jedes Jahr aufs neue nach einem harten Winter aus ihrer Zwiebel wächst, der schönste Ausdruck für die ihr innewohnende Klarheit, Entschiedenheit und den Mut zum Neubeginn.

Dr. Bach über Star of Bethlehem

„ Für Menschen mit großem Leid, die sich in einer Situation befinden, die sie für eine Zeit zutiefst unglücklich macht. Etwa der Schock nach einer schlimmen Nachricht, dem Verlust eines lieben Menschen, die Furcht nach einem Unfall usw. Dieses Mittel bringt auch denen Trost, die für eine Zeit untröstlich zu sein scheinen.“

Typische Gefühle vor der Einnahme

Wenn man vor Leid, Schock, Entsetzen erstarrt zu sein glaubt, man etwas Entsetzliches erfahren oder miterlebt hat. Wenn man nach Jahren oder Jahrzehnten der Verdrängung ein traumatisches Erlebnis aus seinem Unbewußten ans Licht geholt hat und glaubt, damit könnte man niemals fertig werden. Wenn das Leid unerträglich zu sein scheint, das Grauen endlos, die Zukunft ohne Hoffnung, dann ist es Zeit für Star of Bethlehem.

Mögliche körperliche oder psychische Symptome

In akuten Fällen: zittrige Knie, die Stimme versagt einem, Zittern, Schüttelfrost, Herzklopfen, Schweißausbrüche , Bewußtlosigkeit. Lang-

171

fristige Folgen sind Schlaflosigkeit, Magenschmerzen, Herzbeschwerden, Ängste, Alpträume, schwere Depressionen und vegetative Störungen aller Art.

Was Star of Bethlehem bewirken kann

Star of Bethlehem hilft, psychische oder physische Traumen zu überwinden, akute ebenso wie solche, die lange Zeit zurückliegen. Er tröstet die verstörte, hoffnungslose Seele und macht Mut zum Weiterleben. Bei schwerer, lähmender Krankheit verleiht es Kraft auf der energetischen Ebene und beschleunigt den Erholungsprozeß.

Auch gut in der Kombination mit

- **Agrimony,** wenn man selbst im tiefsten Schock noch seine Gefühle hinter einer Maske zu verbergen sucht.
- **Mimulus,** wenn man nach dem Schock mit seinen Ängsten nicht fertig wird.
- **Rock Rose,** wenn die Verzweiflung in Panik übergeht.

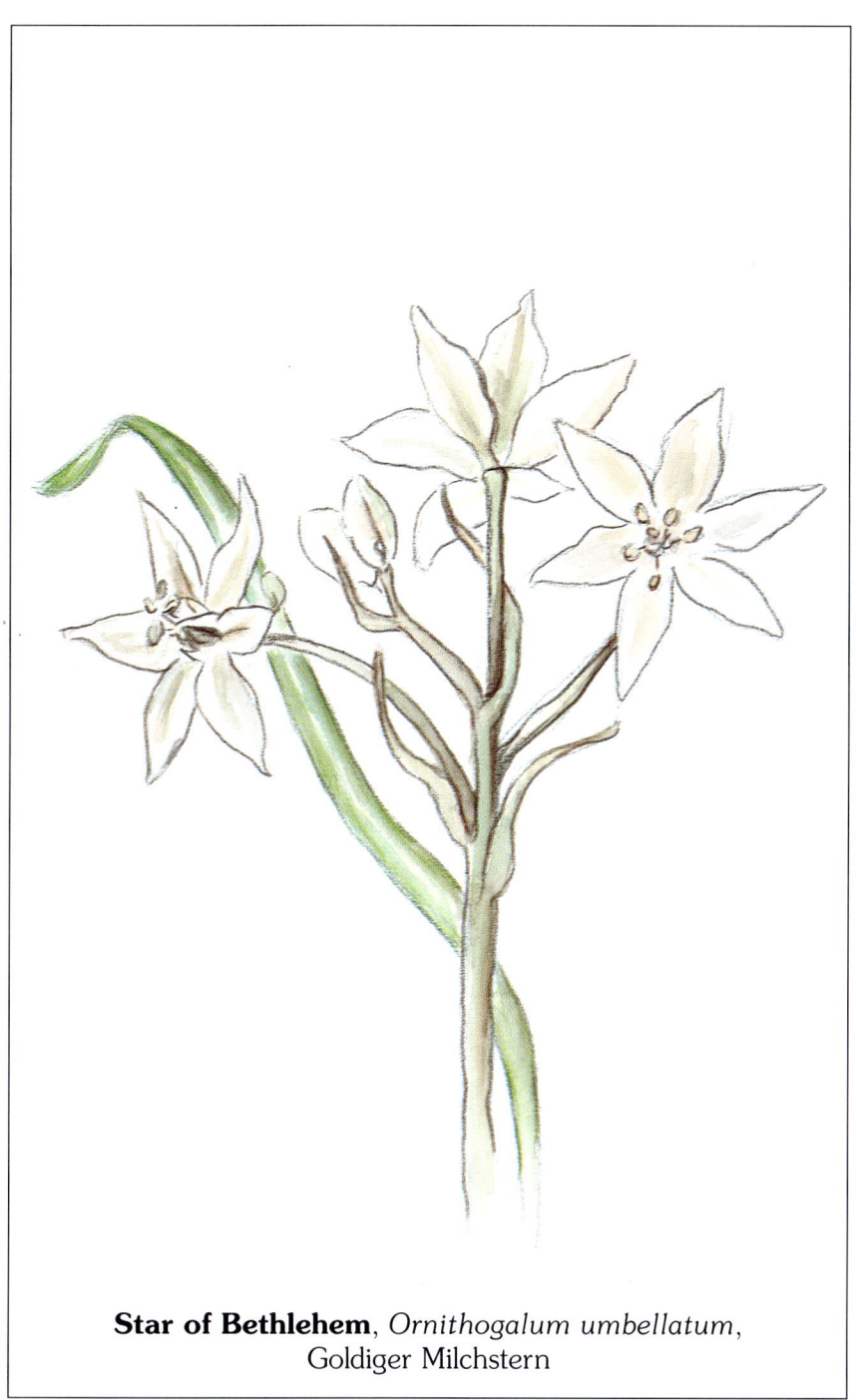

Star of Bethlehem, *Ornithogalum umbellatum*,
Goldiger Milchstern

WILLOW
gegen Bitterkeit und Selbstmitleid

Botanischer Steckbrief
(Willow, Salix vitellina, Gelbe Weide, im Volksmund auch Dotterweide genannt.) Von allen Weidenarten kann man die Dotterweide zumindest im Winter am leichtesten an ihren leuchtend gelborangefarbenen Ästen erkennen. Wie alle Weiden gedeiht sie am besten dort, wo es feucht ist. Männliche und weibliche Blüten wachsen auf verschiedenen Bäumen. Blütezeit ist von April bis Mai.

Warum gerade Willow: das Wesen der Pflanze
Die biegsame Weide war in alten Kulturen das Symbol der Wiedergeburt der Natur. Bei den Germanen galt sie als heiliger Baum, der die Fähigkeit besaß, Unheil und Krankheit abzuwenden. Für Dr. Bach besitzt sie die Kraft, Verbitterung und Groll zu überwinden und die Verantwortung für ihr eigenes Schicksal zu übernehmen.

Dr. Bach über Willow
„Für Menschen, denen Feindseligkeit oder Unglück widerfahren ist und die das nur sehr schwer ohne Klage und Verbitterung hinnehmen können, denn sie beurteilen das Leben nur nach den Erfolgen, die es mit sich bringt. Sie meinen, eine so harte Prüfung nicht verdient zu haben, fühlen sich ungerecht behandelt und werden bitter. Oft hören sie auf, sich für die Dinge zu interessieren, die ihnen früher Freude bereitet haben, oder sind nicht mehr mit ganzem Herzen dabei."

Typische Gefühle vor der Einnahme
Groll und Verbitterung, das Gefühl: Immer ich, immer die Kleinen! Man fühlt sich vom Schicksal und von den Menschen ungerecht behandelt, als schuldloses Opfer höherer Mächte, dem im Leben immer wieder ein Bein gestellt wird. Nichts, aber auch gar nichts geht ohne Probleme, Komplikationen und Ärger über die Bühne, und immer sind andere daran schuld. Deshalb kann man sich an nichts freuen, grollt der ganzen Welt, gönnt auch niemand anders etwas und ist der Miesmacher par excellence.

175

Mögliche körperliche oder psychische Symptome
Chronische Freudlosigkeit führt zu Magen- und Darmbeschwerden.

Was Willow bewirken kann
Willow fördert selbst bei chronischen Nachtragern und Dauerschmollern Versöhnungsbereitschaft und die Fähigkeit, den Fehler auch einmal bei sich selbst zu suchen. Sie begreifen nun, daß Sie immer nur das zurückbekommen, was Sie ausstrahlen, und beginnen, Ihr weiteres Leben mit mehr Eigenverantwortung anzugehen.

Auch gut in der Kombination mit
- **Chicory,** wenn wieder einmal die ganze Welt gegen einen ist.
- **Vine,** wenn die Verbitterung einen zum unausstehlichen Familientyrannen macht.
- **Oak,** wenn die Gedanken an Rache einen nicht mehr loslassen.

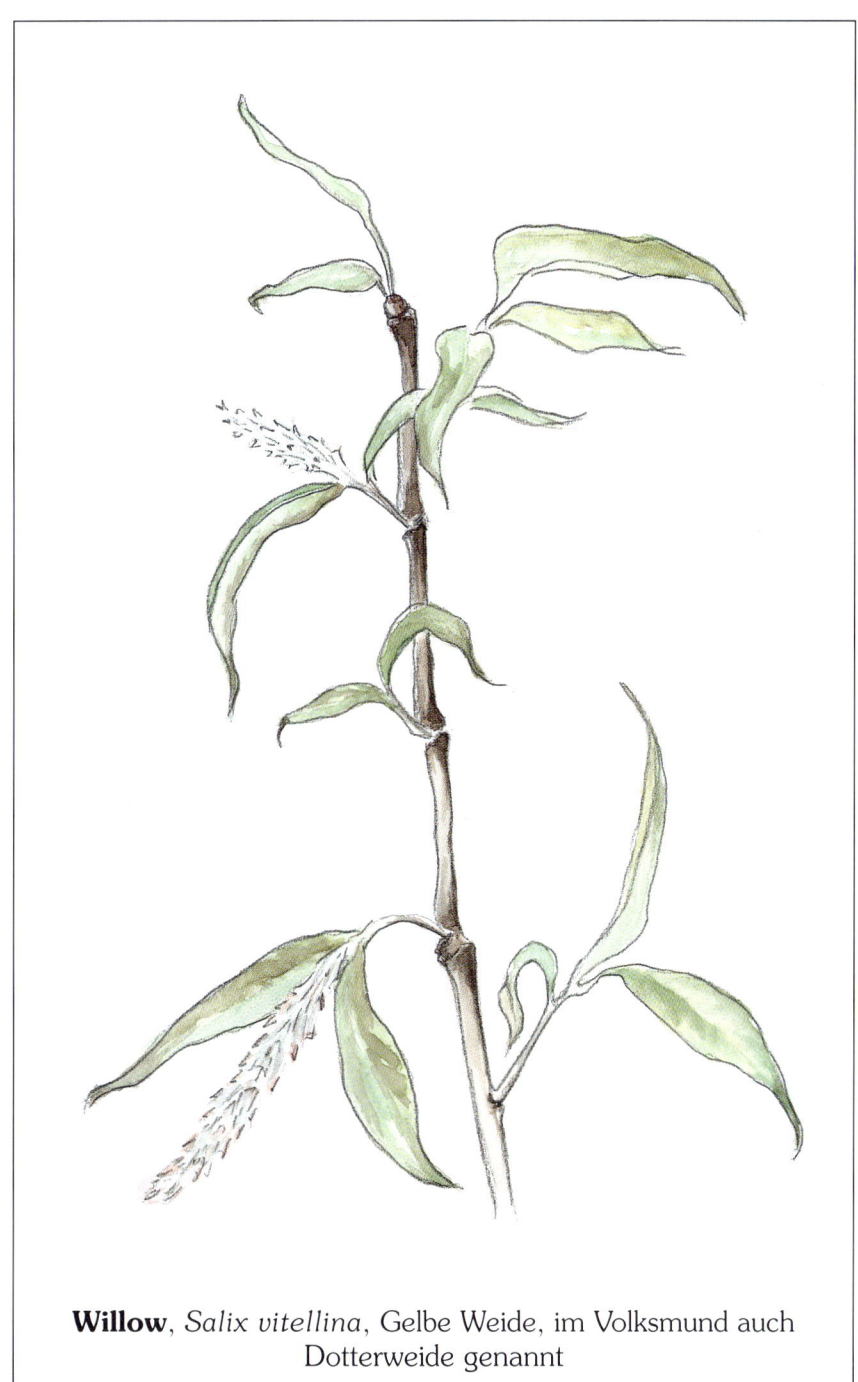

Willow, *Salix vitellina*, Gelbe Weide, im Volksmund auch Dotterweide genannt

OAK
für die Momente, in denen man an seinen starren
Ansichten zu zerbrechen droht

Botanischer Steckbrief
(Oak, Quercus robur, Stieleiche oder Sommereiche.) Sommergrüner, sehr stattlicher Laubbaum, der bis zu 45 m hoch und tausend Jahre alt werden kann. Breite, weitausladende Kugelkrone. Liebt frischen, feuchten Boden und wächst überall in Europa, entspricht aber im Typ am ehesten der Vorstellung von „deutscher Eiche". Männliche und weibliche Blüten wachsen auf einem Baum. Blütezeit ist von April bis Mai.

Warum gerade Oak: das Wesen der Pflanze
Die Eiche symbolisiert von alters her in vielen Kulturen der Welt Kraft, Stärke und Ausdauer.

Dr. Bach über Oak
„Für Menschen, die sich sehr mühen und hart kämpfen, um wieder gesund zu werden, oder diejenigen, die sich in ihrem Alltagsleben sehr anstrengen. Sie versuchen immer wieder etwas anderes, obgleich ihre Situation hoffnungslos aussieht.

Sie kämpfen trotzdem weiter. Sie sind mit sich selbst unzufrieden, wenn eine Krankheit sie davon abhält, ihre Pflicht zu erfüllen oder anderen zu helfen. Es sind tapfere Leute, die gegen größte Schwierigkeiten ankämpfen und nie die Hoffnung verlieren und niemals aufgeben."

Typische Gefühle vor der Einnahme
Mich kann man so leicht nicht unterkriegen, ich gebe nicht so schnell auf. Pflichterfüllung bis zum letzten, ohne zu klagen, ist eine Selbstverständlichkeit. Andere müssen sich unbedingt und absolut auf einen verlassen können. Man käme nicht im Traum darauf, jemanden im Stich zu lassen oder ein Versprechen nicht zu halten, so schwer das Einlösen auch sein mag. Durch diese eiserne „preußische Pflichterfüllung" gewinnt man zwar Vertrauen, Bewunderung und Anerkennung,

gerät aber bisweilen an die Grenzen seiner Kraft – selbst wenn man sich das um keinen Preis der Welt eingestehen würde. Wenn Sie insgeheim ahnen, daß Sie unter der Last, die Sie freiwillig auf sich genommen haben, bald zusammenbrechen werden, wenn Sie durch Ihren Ehrgeiz und Ihr übersteigertes Pflichtgefühl Ihre Gesundheit und womöglich auch Ihre Beziehung ruinieren und in Ihren eigenen Zwängen erstarren – dann wird es Zeit für Oak.

Mögliche körperliche oder psychische Symptome

Dauerstreß führt zu völliger Erschöpfung, dem Gefühl, ausgelaugt zu sein. In der Folge können z. B. hoher Blutdruck, Galle-Leber-Störungen, Schilddrüsendysfunktion, Rheuma, Gelenkschmerzen und Gefäßerkrankungen auftreten.

Was Oak bewirken kann

Oak verhilft zu einem entspannteren Pflichtbewußtsein. Sie werden flexibler und lernen allmählich, auch Schwächen zu akzeptieren und in allen Dingen das richtige Maß und Ziel zu erkennen. Dadurch werden Sie nicht weniger zuverlässig – aber insgesamt menschlicher.

Auch gut in der Kombination mit

- **Chicory,** wenn man andere mit seiner Fürsorge überrollt.
- **Pine,** wenn man selbst unter seinem Perfektionismus leidet.
- **Vervain,** wenn der Streß durch Leistungszwang verursacht wird.
- **Rock water,** wenn man selbst unter seinem Leistungszwang leidet.

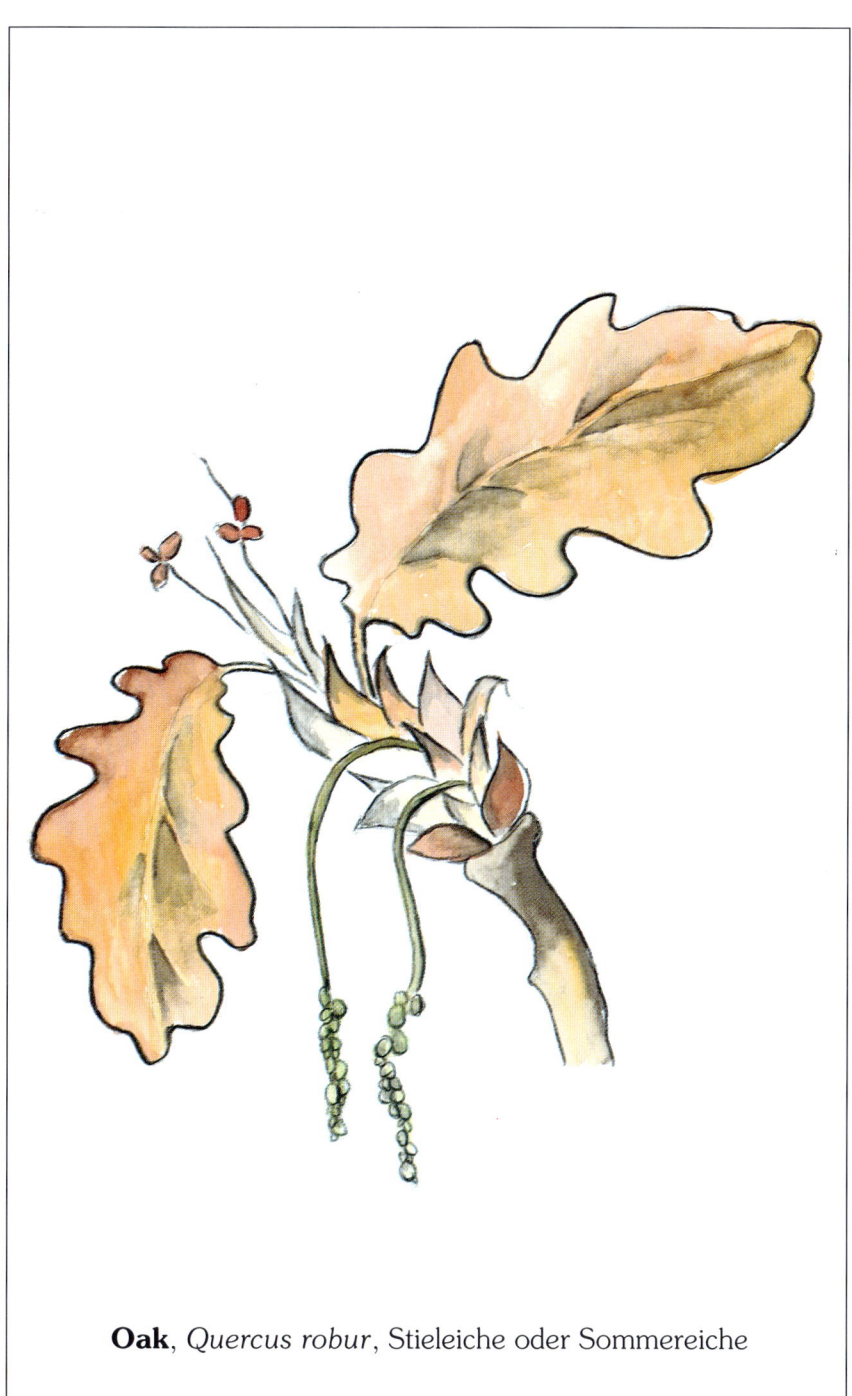

Oak, *Quercus robur*, Stieleiche oder Sommereiche

CRAB APPLE
gegen den Ekel vor sich selbst

Botanischer Steckbrief
(Crab Apple, Malus pumila, Holzapfel.) Ein Strauch oder kleiner Baum, Urahn der Kulturäpfel. Manche Arten, die früher sehr beliebt waren, sind heute vom Aussterben bedroht. Die von Dr. Bach entdeckte Sorte erreicht etwa 5-10 m Wuchshöhe und trägt eine dichte Krone. Die Äste sind häufig mit Dornen besetzt, die Blüten sind 3 – 4 cm groß, rein weiß oder an der Außenseite rosa gefärbt. Die Blütezeit ist von April bis Mai.

Warum gerade Crab Apple: das Wesen der Pflanze
Die Früchte des Holzapfelbaums haben eine starke entgiftende, darmreinigende Wirkung. Diese Wirkung im körperlichen Bereich hat Dr. Bach auf den energetischen Bereich übertragen. Die Blüte steht für Reinheit und Vollkommenheit, die die hervorstechende Tugend dieser Pflanze ist.

Dr. Bach über Crab Apple
„Das ist das Heilmittel für die Reinigung. Für Menschen, die sich so fühlen, als ob ihnen etwas Unreines anhafte. Oft ist es etwas scheinbar völlig Bedeutungsloses. In anderen Fällen mag es sich um eine ernste Krankheit handeln, die fast übersehen wird, weil sie sich völlig auf ein anderes Thema konzentrieren. In beiden Fällen sehnen sie sich danach, von dem Problem befreit zu werden, das ihr Gemüt am meisten belastet und das ihrer Ansicht nach am dringendsten geheilt werden müßte. Sie werden völlig mutlos, wenn die Behandlung nicht hilft.

Als Reinigungsmittel kann diese Essenz auch Wunden reinigen, falls der Patient davon überzeugt ist, daß irgendein Gift in seinen Körper eingedrungen ist, welches entfernt werden muß."

Typische Gefühle vor der Einnahme
Man fühlt sich körperlich oder seelisch beschmutzt. Auf der körperlichen Ebene wirkt sich das in einem maßlos übertriebenen Reinlich-

keitsbedürfnis aus. Das betrifft sowohl den Haushalt, in dem man jederzeit vom Fußboden essen kann, als auch die persönliche Hygiene. Ein Pickel, eine Hautunreinheit verursacht tiefe Verzweiflung, ein Mensch, der nicht makellos gekleidet und blitzsauber, ja geradezu klinisch sauber ist, ruft höchste Ablehnung hervor. Schlechte Gerüche verursachen Ekel. Bakterien sind der größte Feind, der gnadenlos vernichtet werden muß. Es besteht ständig die Angst, daß man sich irgendwo anstecken oder beschmutzen könnte. Aber auch auf der seelischen Ebene kann ein „Waschzwang" bestehen.

Das Gefühl, durch irgendein Erlebnis im Leben dauerhaft beschmutzt worden zu sein, und sei es auch nur durch unreine Gedanken, verursacht körperliche wie seelische Qualen.

Mögliche körperliche oder psychische Symptome
Hautkrankheiten, chronische Entzündungen, Lymphbahnentzündungen, alle Formen von psychischen Zwängen, Verunreinigungswahn, „Putzfimmel", krankhafter Ekel insbesondere auch vor Sexualität und völlig übertriebene moralische Vorstellungen.

Was Crab Apple bewirken kann
Crab Apple vermittelt eine gesunde Einstellung zur inneren und äußerlichen Sauberkeit. Krankhafte, fanatische und überzogene Vorstellungen werden abgebaut. Sauberkeit auf dem moralischen wie auf dem praktischen Sektor bekommt allmählich den ihr angemessenen Stellenwert. Gleichzeitig kann Crab Apple aber auch durch seine blutreinigende Wirkung bei Entzündungen und Hautproblemen helfen und die Ansteckungsgefahr verringern.

Auch gut in der Kombination mit
- **Larch,** wenn der Reinlichkeitswahn auf Selbstverachtung beruht.
- **Pine,** wenn unangemessen hohe moralische Prinzipien dahinterstehen.
- **Mimulus,** bei großer Angst vor Unsauberkeit.
- **Star of Bethlehem,** wenn der Ekel krankhafte Formen annimmt.

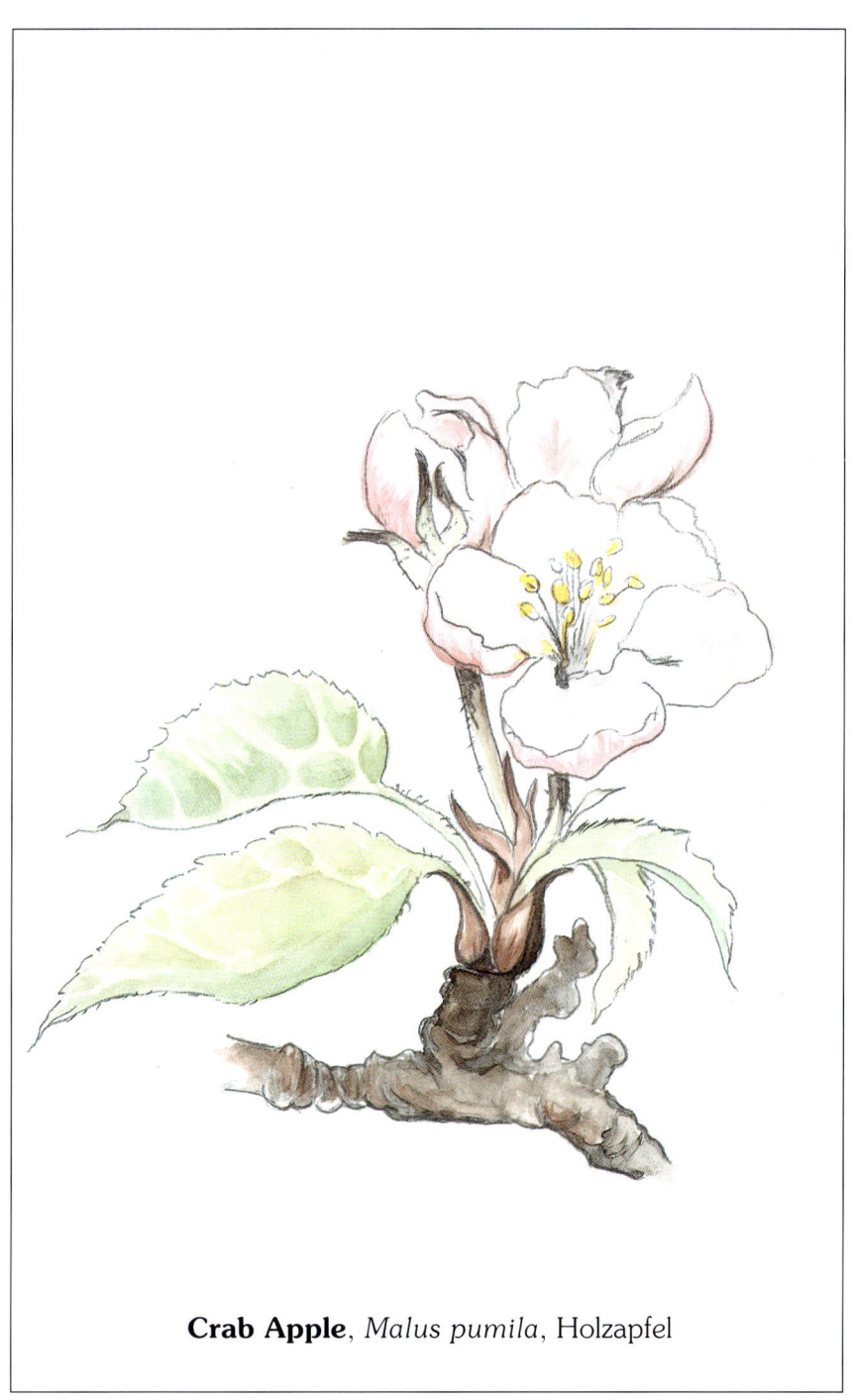

Crab Apple, *Malus pumila*, Holzapfel

Übertriebene Fürsorge für andere

Sorge um das Wohl anderer Menschen ist im Grunde eine wunderbare Eigenschaft. Ohne sie würde die Welt nicht funktionieren. Kinder brauchen die liebevolle Fürsorge ihrer Mütter, Kranke die ihrer Ärzte und Pfleger, Schüler kommen nicht weiter ohne das liebevolle Geleit ihrer Lehrer, Arme sind auf die großmütige Unterstützung anderer angewiesen.

Kritisch wird es nur, wenn diese im Grunde positive Eigenschaft ausartet und zum Selbstzweck wird. Dann wird die liebevolle Mutter zur erdrückenden Glucke, der Lehrer zum unnachgiebigen Schulmeister, der Arzt zum freudlosen Gesundheitsapostel, der Missionar zum unbarmherzigen Unterdrücker. Aus dem liebevollen Bedürfnis zu schützen wird selbstgefällige Besserwisserei und Zwangsbeglückung. Da ist es wichtig zu begreifen, wo unser Einfluß aufhört und die Eigenverantwortung des anderen beginnt. Loslassen zu lernen, anderen zur rechten Zeit das Recht auf eigene Erfahrungen und eigene Fehler zuzugestehen und sich nicht zum Meister über das Schicksal anderer aufzuspielen ist hier ein wichtiges Lernziel. Fünf Blütenmittel sind es, die Dr. Bach dieser Gruppe zuordnet: Chicory (Nummer 8), Vervain (Nummer 31), Vine (Nummer 32), Beech (Nummer 3), Rock Water (Nummer 27).

CHICORY
gegen übertriebene Fürsorge für andere

Botanischer Steckbrief
(Chicory, Cichorium intybus, Wegwarte.) Blüht überall dort, wo der Boden karg und ärmlich ist. Hat kräftige Wurzeln und ein weitverzweigtes Gerüst, das sich nach allen Seiten ausdehnt. Trägt nach Regen wunderschöne, leuchtendblaue Blüten, von denen sich nie mehr als eine gleichzeitig öffnet und die welken, sobald man sie pflückt.

Warum gerade Chicory: das Wesen der Pflanze
Dr. Bach verbindet mit der Pflanze die Tugend der selbstlosen Liebe, die nicht erdrückend ist.

Dr. Bach über Chicory
„Für Menschen, die sehr um das Wohl anderer besorgt sind. Sie bemühen sich allzusehr um Kinder, Verwandte, Freunde und finden immer etwas, das sie für sie in Ordnung bringen müssen. Sie sind ständig damit beschäftigt, das, was ihrer Meinung nach falsch ist, richtig zu machen, und sie tun das gern. Sie wünschen sich, daß die Menschen, um die sie sich sorgen, in ihrer Nähe leben."

Typische Gefühle vor der Einnahme
Man neigt dazu, sich allzusehr in das Leben anderer Menschen einzumischen. Nimmt ihnen alles ab, überschüttet sie mit guten Ratschlägen, ist überbesorgt und jederzeit bereit, alles stehen und liegen zu lassen für den Fall, daß jemand Hilfe brauchen könnte. Natürlich erwartet man dafür Zuneigung oder wenigstens Dankbarkeit und ist gekränkt, wenn von anderen diese immerwährende, erstickende Fürsorge nicht nur nicht anerkannt, sondern sogar als lästig empfunden wird. „Nach allem, was ich für dich getan habe...": Dies ist ein klassischer, ein Chicory-Satz, der selbst unausgesprochen häufig im Raum steht. Wenn Sie ständig das Gefühl haben, nicht genügend geliebt zu werden, obgleich Sie doch alles für die anderen tun – dann ist es Zeit für Chicory.

Mögliche körperliche oder psychische Symptome

Es besteht die Neigung zu Psychoterror, Selbstmitleid oder schlichter Eifersucht auf Menschen, die von den so maßlos Geliebten ohne Gegenleistung gemocht werden. Daraus können Krankheiten, Neurosen und Störungen entstehen. Oder man flüchtet sich in eine eingebildete Krankheit, um endlich die ersehnte Zuwendung zu bekommen.

Was Chicory bewirken kann

Chicory normalisiert übertriebene Gefühle, baut krankhaften Egoismus und die Neigung zum Klammern ab, fördert die Fähigkeit, in Liebe loslassen zu können, und schafft die Voraussetzung für eine dauerhafte Beziehung ohne Druck.

Auch gut in der Kombination mit

- **Heather,** wenn das Motiv die Sehnsucht nach Liebe ist.
- **Holly,** wenn die Gefahr besteht, daß aus der Liebe Haßliebe wird.
- **Red Chestnut,** wenn die Selbstaufopferung grenzenlos ist.
- **Willow,** wenn die mangelnde Anerkennung zu Verbitterung führt.

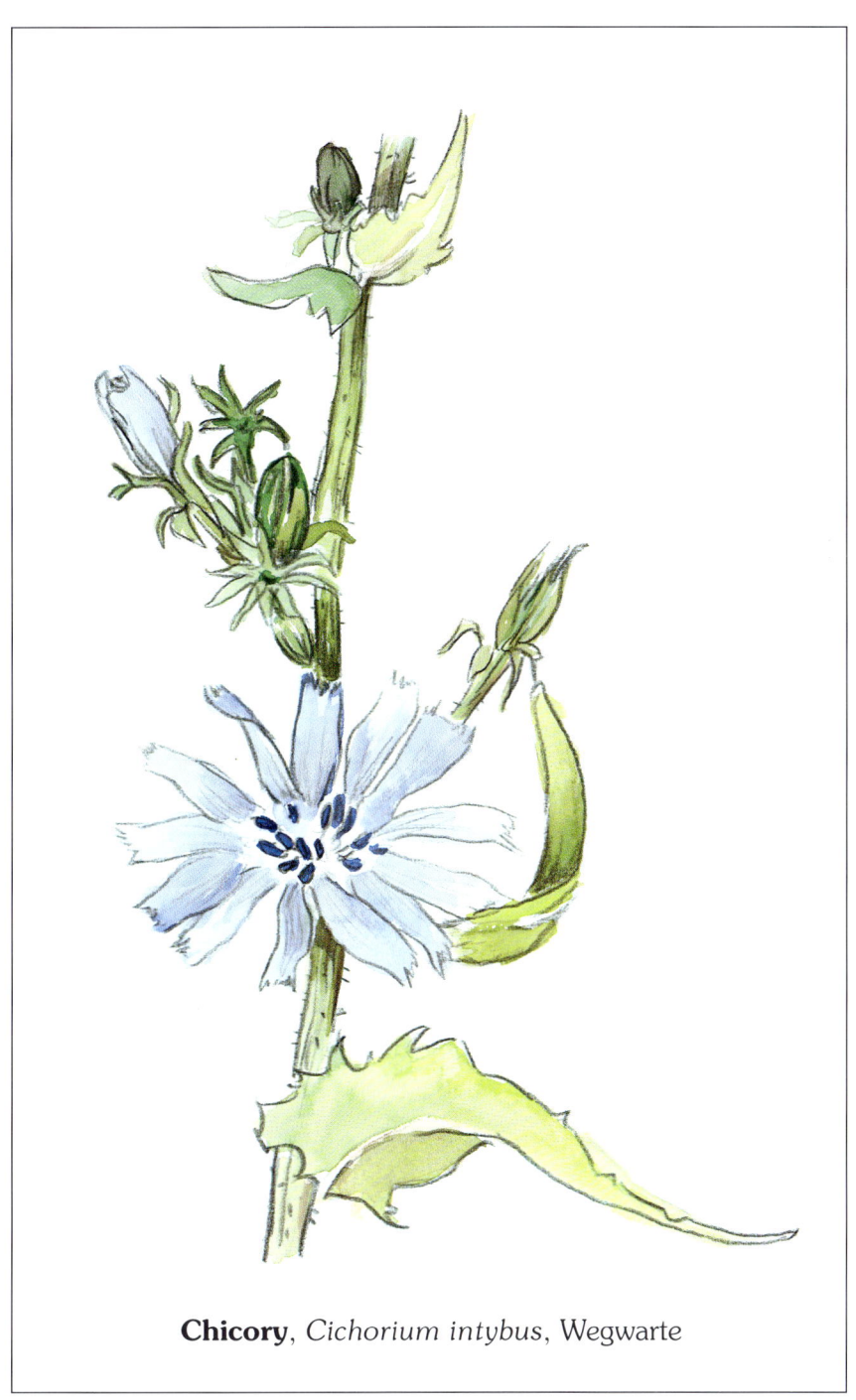

Chicory, *Cichorium intybus*, Wegwarte

VERVAIN
gegen missionarisches Helfersyndrom

Botanischer Steckbrief
(Vervain, Verbena officinalis, Eisenkraut.) Die meisten Verbenen sind zwar mehrjährig, aber nur sehr bedingt winterhart. Deshalb wachsen sie in unserem Klima überwiegend als einjährige Pflanzen. (Im milderen England haben sie bessere Überlebenschancen.) Als Wildkraut und Heilpflanze gedeiht das ca. 50 cm hohe Eisenkraut am besten auf trockenen Böden, allerdings liebt es die Sonne. Trägt flieder-, lila- oder purpurfarbene kleine Blüten. Blütezeit von Juni bis Oktober.

Warum gerade Vervain: das Wesen der Pflanze
Nach Dr. Bach besitzt das Eisenkraut als hervorstechende Eigenschaften Stärke und Lebenskraft. Die Pflanze wird auch in der Kräuterheilkunde verwendet. Der Stiel soll, in kleinen Mengen, die Lebenskraft und den Charakter stärken. In größeren Mengen führt er allerdings zu Erbrechen.

Dr. Bach über Vervain
„Für Menschen mit eisernen Prinzipien und Vorstellungen, die ihrer Ansicht nach richtig sind und die sie selten ändern.

Sie haben den großen Wunsch, alle in ihrer Umgebung zu ihrer Lebenseinstellung zu bekehren. Sie haben einen ausgeprägten Willen und entwickeln viel Mut, wenn sie von den Dingen, die sie weitergeben wollen, überzeugt sind. Bei Krankheiten kämpfen sie auch dann noch weiter, wenn andere längst aufgegeben haben."

Typische Gefühle vor der Einnahme
Es gibt so viel zu tun, so wichtige Aufgaben im Leben, daß man oft gar nicht weiß, wo man anfangen soll. Aber man stürzt sich mit Engagement und Feuereifer in jedes neue Projekt, ganz besonders wenn die Sache einem guten Zweck dient. Dann ist einem nichts zuviel. Unglücklicherweise haben die anderen oft gar keine Ahnung, wie wichtig diese Aufgaben sind, man muß sie regelrecht zu ihrem Glück zwingen. Dieser missionarische Eifer, der einen ständig auf die Barrikaden

191

treibt, beeindruckt zwar die anderen, ist ihnen aber oft auch lästig. Sie halten einen für aufdringlich, übertrieben und versuchen, sich einen vom Halse zu halten. Wenn Sie das Gefühl haben, daß Sie mit Ihrem Eifer mehr Schaden anrichten als Nutzen tun, weil er immer wieder in blinden Übereifer ausartet, wenn man Ihnen zu verstehen gibt, daß Sie dogmatisch, starrköpfig, fanatisch und damit unangenehm sind, wenn Ihre zunehmende Intoleranz dazu führt, daß Sie alles alleine machen müssen und ständig unter Strom stehen – dann wird es Zeit für Vervain.

Mögliche körperliche oder psychische Symptome
Missionarischer Übereifer wirkt sich oft in nervösen Spannungen, Bluthochdruck, Schlafstörungen und Verkrampfungen aus.

Was Vervain bewirken kann
Vervain wirkt der Tendenz zur Zwangsbeglückung entgegen und fördert die Bereitschaft, jeden nach seiner Façon selig werden zu lassen. Dazu kommt allmählich die Erkenntnis, daß Sie selbst ja den Stein der Weisen auch nicht gefunden haben, und diese Einsicht macht Sie bescheidener und auch ein bißchen weiser. Sie dämpfen Ihren bis dahin ungebremsten Tatendrang aus eigener Initiative und haben dadurch weniger Streß und mehr Freude am Leben.

Auch gut in der Kombination mit
- **Impatiens,** wenn Sie immer in Hetze sind.
- **Vine,** wenn die Intoleranz allmählich krasse Formen annimmt.
- **Holly,** wenn man vor lauter Missionarstum immer reizbarer wird.

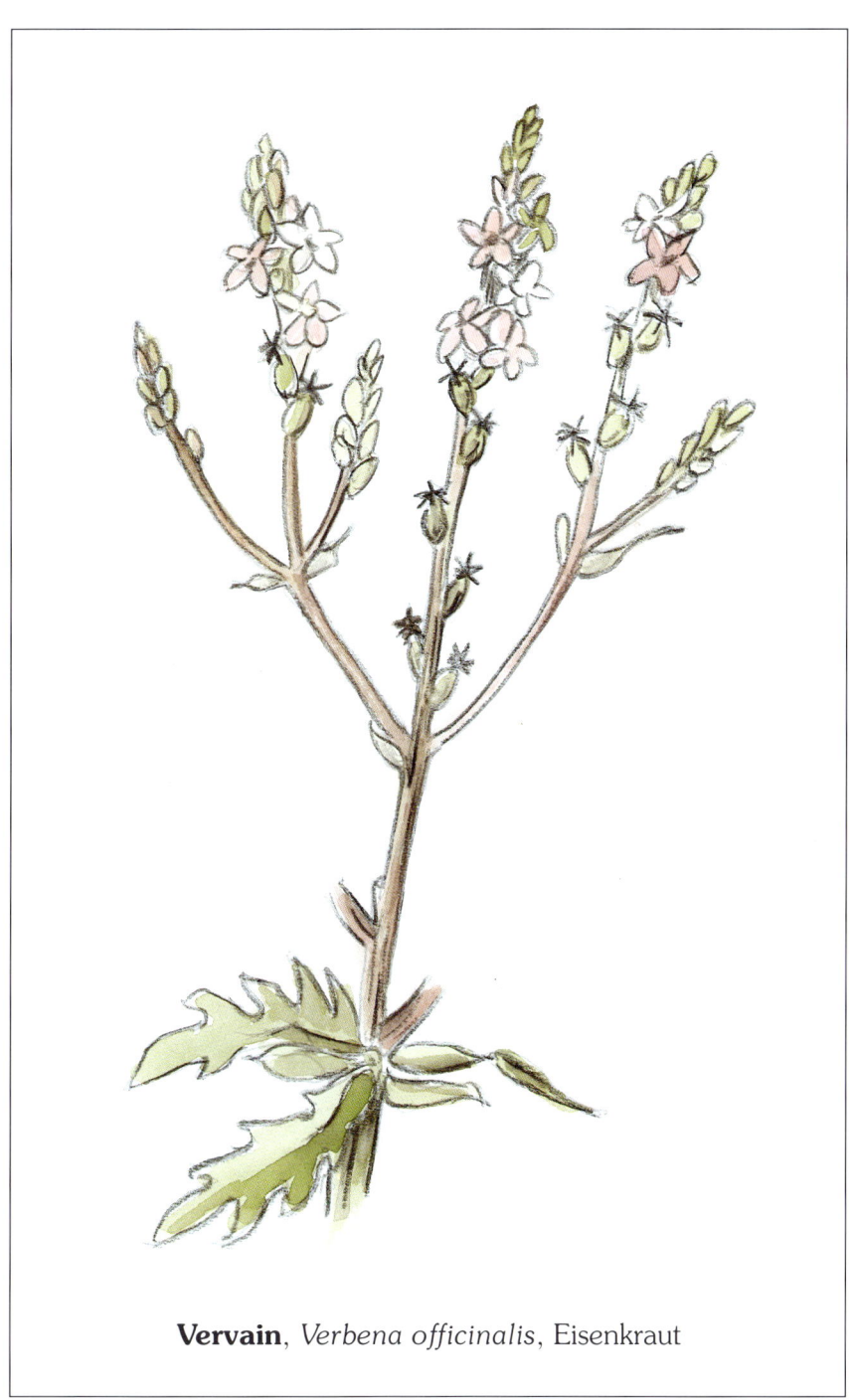

Vervain, *Verbena officinalis*, Eisenkraut

VINE
wenn die Fürsorge rücksichtslose und autoritäre Formen annimmt

Botanischer Steckbrief
(Vine, Vitis vinifera, Weinstock, Weinrebe.) Ein eifriger Kletterer, der an einer geschützten sonnigen Wand 15 m und höher werden kann. Die Blätter sind grün, verfärben sich im Herbst in ein dunkles, warmes Rot. Die grünen Blüten sind winzig und unauffällig; obgleich sie in dichten Trauben wachsen, kann man sie unter den Blättern kaum sehen. Blütezeit ist Juni und Juli. Wurde, wie Olive, für Dr. Bach aus Italien importiert.

Warum gerade Vine: das Wesen der Pflanze
Dr. Bach assoziiert mit der wuchskräftigen, rankenden Pflanze Durchsetzungskraft und „Power" im positiven Sinne und entdeckte in ihr die Kraft, rücksichtsloses und übertriebenes menschliches Dominanzstreben auszugleichen.

Dr. Bach über Vine
„Für sehr fähige Menschen, die von ihren eigenen Fähigkeiten überzeugt sind und auch von ihrem Erfolg. Weil sie so von sich überzeugt sind, glauben sie, daß andere davon profitieren würden, wenn sie sie überzeugen könnten, Dinge genauso zu machen, wie sie das tun oder wie sie es für richtig halten. Selbst wenn sie krank sind, sagen sie ihren Helfern noch, was sie zu tun haben. In Krisen und Notfällen können sie von großem Nutzen sein."

Typische Gefühle vor der Einnahme
Wenn man spürt, daß man zwar wegen seiner Fähigkeiten geschätzt wird, aber mindestens genauso gefürchtet, wenn die Begriffe „autoritär", „schonungslos", „rechthaberisch" und „rücksichtslos" immer häufiger mit Ihnen in einem Atemzug genannt werden, wenn Ihr eigener Machthunger Ihnen bisweilen Gedanken macht und der Schritt zum Tyrannen oder zumindest zum Oberlehrer nicht mehr weit ist, wenn Sie Ihre eigene Sturheit und kleinkarierte Rechthaberei nervt und Sie daran etwas ändern möchten, dann wird es Zeit für Vine.

Mögliche körperliche oder psychische Symptome

Die körperlichen Begleiterscheinungen dieser Charaktereigenschaft sind häufig erhöhter Blutdruck, Gelenkdegenerationen, Leberstörungen, vermehrte Kalkablagerungen in den Gefäßen.

Was Vine bewirken kann

Vine macht Sie sensibler für die Bedürfnisse anderer Menschen und hilft dabei, Sturheit, Intoleranz und Fanatismus abzubauen. Statt als gefürchteter Tyrann zu gelten, haben Sie Chancen, sich zum geschätzten, manchmal sogar geliebten Vorbild und Lehrmeister zu entwickeln.

Auch gut in der Kombination mit

- **Crab Apple,** wenn sich die angebliche Überlegenheit auf Sauberkeit und Moral bezieht.
- **Rock Water,** wenn man nichts Menschliches mehr, sondern nur noch Strenge ausstrahlt.
- **Willow,** wenn man als Haustyrann der Schrecken aller ist.

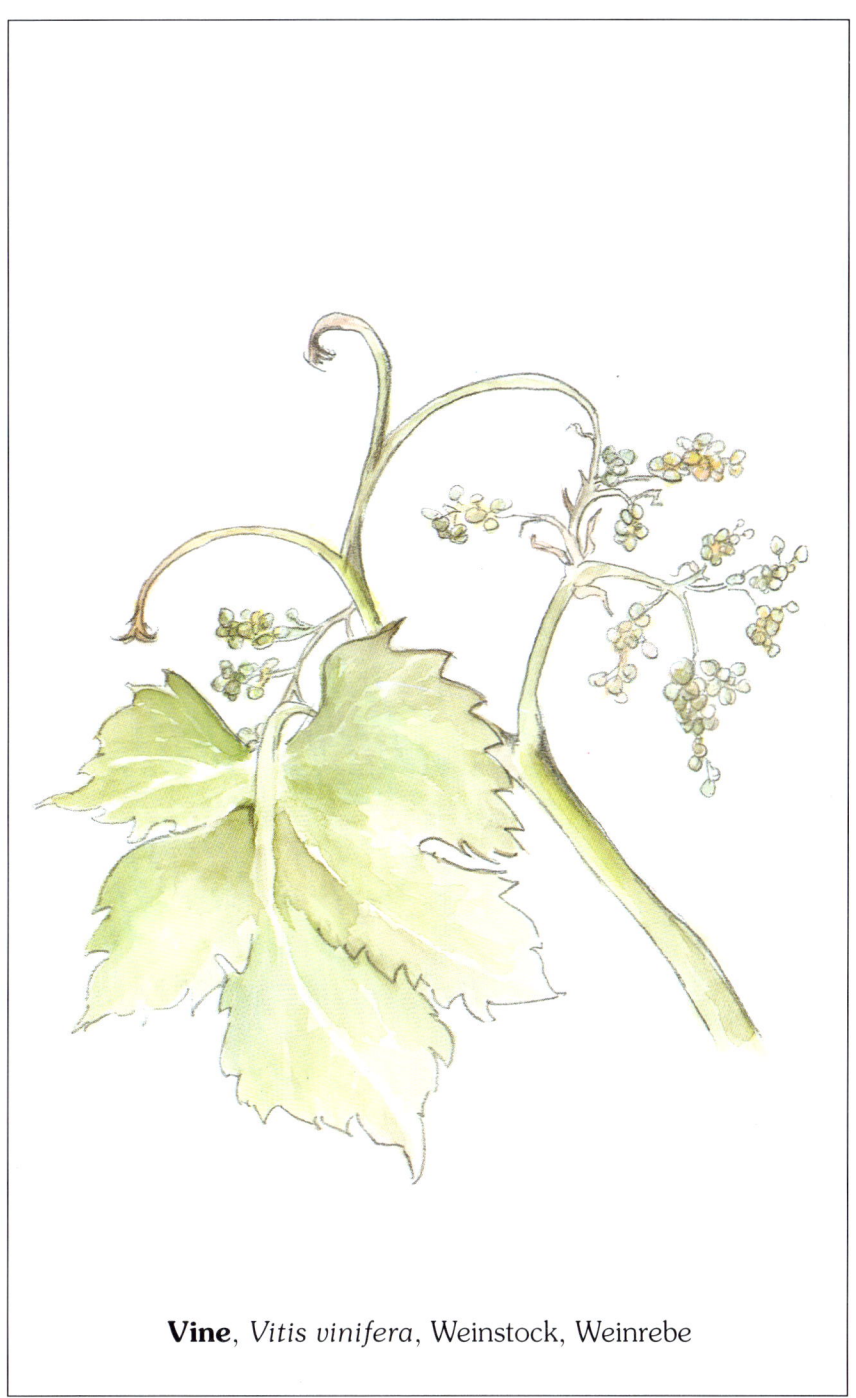

Vine, *Vitis vinifera*, Weinstock, Weinrebe

BEECH
gegen Intoleranz oder übertriebene, unechte Toleranz
aus Sehnsucht nach Harmonie

Botanischer Steckbrief
(Beech, Fagus sylvatica, Rotbuche.) Ein meist stattlicher sommergrüner Baum, ca. 30 m hoch mit 5 – 10 cm langen länglichen oder eiförmigen Blättern und Blüten, bei denen die männlichen jeweils zu mehreren in Büscheln stehen und die weiblichen in einer vierklappigen Hülle eingeschlossen sind. Blütezeit ist von Mai bis Juni.

Warum gerade Beech: das Wesen der Pflanze
Dr. Bach verbindet mit der Rotbuche die Eigenschaften Toleranz und Güte.

Dr. Bach über Beech
„Für Menschen, die das Bedürfnis haben, mehr Gutes und mehr Schönheit in ihrer Umgebung zu sehen. Und obgleich vieles im argen zu liegen scheint, möchten sie das Talent besitzen, den guten Kern in allem zu entdecken. Dadurch können sie toleranter, nachgiebiger und verständnisvoller zuschauen, wie jedes Individuum und alle Dinge auf ihre Weise der Vollkommenheit näherkommen."

Typische Gefühle vor der Einnahme
Wenn auch Sie zu denjenigen zählen, denen nie etwas gut genug ist, Sie niemals fünf gerade sein lassen können, wenn Ihnen die Fehler der anderen sofort ins Auge springen und Sie in einem Menschen oder auch an einer Sache immer nur das Negative entdecken, wenn in Ihnen selbst der Verdacht wächst, daß Sie sich immer öfter kleinlich, kleinkariert, engstirnig und pedantisch verhalten, immer kritischer auf die Menschen um Sie herum herabblicken, wenn die Menschen anfangen, einen Bogen um Sie zu machen, weil man Sie für überheblich, überkritisch und unangenehm hält, oder aber wenn Sie eine tiefverwurzelte Intoleranz durch übertriebene Nachsicht zu verbergen suchen – dann wird es Zeit für Beech.

Wenn Sie andererseits eine unnatürliche Toleranz an den Tag legen, für alles und jedes immer nur Verständnis haben, stets die Tendenz zu beschönigen haben und zu allem ja und amen sagen, weil Ihnen wichtig ist, daß um Sie herum stets Harmonie herrscht, dann ist es ebenfalls Zeit für Beech.

Mögliche körperliche oder psychische Symptome
Menschen mit dieser Veranlagung sind klassische Kandidaten für alle Arten von Allergien.

Was Beech bewirken kann
Beech kann Ihren Blick für die guten Seiten des Lebens und der Menschen schärfen und Ihnen gleichzeitig klarmachen, daß es niemanden gibt, der frei von Schwächen und Fehlern ist, auch nicht Sie. Das macht Sie verständnisvoller, großzügiger oder toleranter den anderen gegenüber. Falls jedoch Ihre zur Schau gestellte immerwährende Toleranz Ihr eigentliches Problem ist, gibt Ihnen Beech den Mut, anderen ruhig mal auf die Füße zu treten und auszuprobieren, wie es sich anfühlt, mit Vehemenz gegen etwas zu sein und auf der eigenen Meinung zu bestehen.

Auch gut in der Kombination mit
- **Agrimony,** wenn die Toleranz immer nur gespielt ist.
- **Larch,** wenn die Toleranz nur am mangelnden Selbstvertrauen liegt.
- **Vine,** wenn man alles und jedes gnadenlos verurteilt.
- **Mimulus,** wenn man nur aus Angst vor den Folgen tolerant ist.

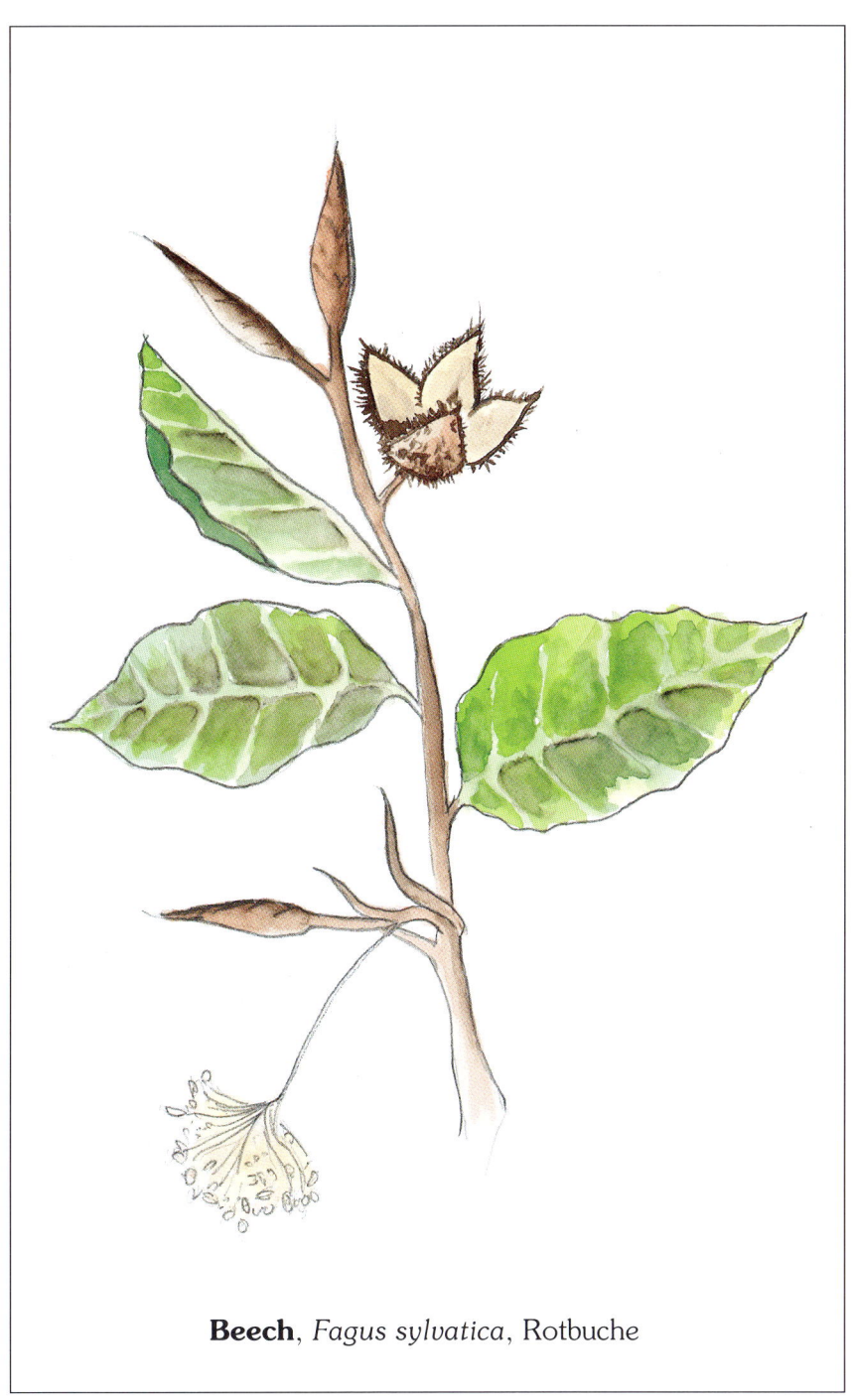

Beech, *Fagus sylvatica*, Rotbuche

ROCK WATER
gegen Selbstverleugnung und Selbstkasteiung

Steckbrief
(Rock Water, Wasser aus einer heilkräftigen Felsenquelle.) Keine Blüte, sondern als einzige Essenz aus der Bach-Blüten-Palette präpariertes Wasser aus einer heilkräftigen Quelle inmitten unberührter Natur.

Warum gerade Rock Water: das Wesen des Heilwassers
Dr. Bach verbindet mit Rock Water Anpassungsfähigkeit an gegebene Umstände und innere Freiheit, so wie sich die Quelle durch Ausdauer und Anpassung an die natürlichen Umstände ihren Weg in die Freiheit bahnt.

Dr. Bach über Rock Water
„Für Menschen, die sehr strikt in ihrer Lebensführung sind. Sie versagen sich viele der Freuden und Vergnügen des Lebens, weil sie Angst haben, daß sich das nicht mit ihrer Pflichterfüllung verträgt. Sie sind sich selbst strenge Meister. Sie möchten gesund, stark und aktiv sein und tun alles, von dem sie glauben, daß ihnen das dazu verhilft. Sie hoffen, daß ihr Vorbild andere anregt, ihren Ideen nachzufolgen und dadurch zu besseren Menschen zu werden."

Typische Gefühle vor der Einnahme
Wenn Ihr unnachgiebiger Perfektionismus Ihr gesamtes Leben bestimmt, wenn Selbstdisziplin und Verzicht bis zur Selbstaufgabe für Sie das Maß aller Dinge sind, wenn Sie davon überzeugt sind, daß eine spirituelle, geistige oder physische Entwicklung nur durch eiserne Askese oder gnadenlose Selbstkasteiung möglich ist, wenn Ihr gesamtes Leben von Pflichterfüllung und eiserner Disziplin beherrscht wird, wenn Ihnen eines Tages dämmert, daß Sie darüber völlig die Freude am Leben verloren haben, und Sie beginnen, sich vorsichtig zu fragen, ob das wohl alles gewesen ist – dann ist es Zeit für Rock Water.

Mögliche körperliche oder psychische Symptome

Solche seelische Verkrampfung und Vernagelung geht häufig Hand in Hand mit körperlichen Verkrampfungs- und Verspannungszuständen, die vor allem in den Gelenken (Rheuma), in den Gefäßen (Verkalkung) und in Leberschäden, Gallenbeschwerden und Entzündungen ihren Ausdruck finden.

Was Rock Water bewirken kann

Rock Water befreit von dem inneren Zwang zu Verzicht und dogmatischer Lebensführung. Es gilt unter den Bach-Mitteln als das Lebenselixier schlechthin, als Essenz, das die Freude am Leben erwecken oder wiedererwecken kann und Sie dazu bewegt, sich ganz gegen Ihre alte Gewohnheit etwas Gutes zu tun, etwas zu gönnen und sich selbst ein guter Freund zu sein.

Auch gut in der Kombination mit

- **Agrimony,** wenn hinter der Selbstkasteiung Angst steht.
- **Cerato,** wenn spirituelle Hörigkeit im Spiel ist.
- **Wild Oat,** wenn man sonst keinen Sinn im Leben sieht.

Was seit Bach geschehen ist

Dr. Bach, als Person stets ein Muster an Bescheidenheit, war ungewohnt energisch, als es darum ging zu entscheiden, in welcher Weise sein Werk nach seinem Tode fortgeführt werden sollte: Er hielt seine Arbeit für vollendet, die Auswahl der Blüten für abgeschlossen und habe, so seine engsten Mitarbeiter, verfügt, daß nichts daran geändert werden dürfe. Infolgedessen führten seine Nachfolger im englischen Mount Vernon, dem klassischen Bach-Zentrum, sein Werk streng in seinem Sinne fort und setzten sich gegen alle Änderungen und Weiterentwicklungen heftig zur Wehr. Nur die Bach-Blüten gelten als wirkungsvoll, die in der Gegend um das englische Bach-Zentrum gesammelt und nach seiner Methode hergestellt werden. Auch das deutsche Bach-Zentrum in Hamburg, das vorgibt, von Dr. Bach autorisiert worden zu sein und Allein-Importeur der „Original"-Bach-Blüten ist (in Wirklichkeit hat Dr. Bach niemand zu irgend etwas autorisiert, die Genehmigung erfolgte durch seine Nachfolger), beharrt darauf, sein Erbe in seinem Sinne zu verwalten. (Böse Zungen behaupten allerdings, daß hinter dieser unnachgiebigen Traditionstreue sowohl in England als auch in Deutschland mittlerweile recht massive kommerzielle Interessen steckten). Aber wie auch immer: Seit Dr. Bachs Tod sind mittlerweile fast sechzig Jahre vergangen. In allen Teilen der Welt haben sich Ärzte, Heilpraktiker und Forscher mit seinen geheimnisvollen Blüten und ihrer Wirkung beschäftigt, und nicht jeder kam zu dem Ergebnis, daß Bachs Werk so endgültig, abgeschlossen und unwandelbar sei, wie Edward Bach geglaubt hatte. Vor allem die Behauptung, daß nur die englischen Blüten die heilenden Energien besäßen, hat manchen Zweifel hervorgerufen. Auch aus Kreisen von internationalen Bach-Blüten-Therapeuten, die Bach persönlich den höchsten Respekt entgegenbringen, wird immer wieder der Einwand laut, daß jede Kultur am besten mit der Art von Medizin bedient, die ihrer Kultur, ihrer Tradition und ihrem Klima entspräche. Chinesische Heilkunde sei optimal für Chinesen, englische Bach-Blüten zweifelsohne ideal für Engländer. Warum also sollten die Menschen in den USA, der Schweiz, Deutschland oder Frankreich nicht mit den Energien der Wildpflanzen geheilt werden, die im eigenen Klima wachsen? Zumal dann, wenn es sich um die gleichen Pflanzen handelt?

Wäre es nicht denkbar, daß die heimischen Pflanzen auf unsere Bedürfnisse vielleicht sogar besser abgestimmt sind als die aus der Gegend von Mount Vernon? (Ganz abgesehen davon, daß selbst Dr. Bach Olive und Vine schon damals aus Italien besorgte). Möglicherweise hat zu diesen Überlegungen auch nicht unwesentlich beigetragen, daß infolge der Verschreibungspflicht und der hohen Preise der importierten Blüten von Dr. Bachs ursprünglichem Ziel, jedem die Selbstbehandlung zu ermöglichen, wenig übriggeblieben ist.

Neue Blütenmittel aus verschiedenen Ländern

Wie auch immer – es gibt eine ganze Reihe ernsthafter Menschen, die sich mit großem Engagement der Bach-Blütentherapie gewidmet haben, auch tiefe Bewunderung für Dr. Bach empfinden, seine Erkenntnisse aber trotzdem nicht für sakrosankt halten. Mag sein, daß es zu Bachs Zeiten nichts gab, das vollkommener war. Aber nichts in der Welt ist vollkommen, alles bewegt sich ständig zwischen Veränderung und Entwicklung. Warum sollte dann die Bach-Blüten-Therapie eine Ausnahme machen und auf dem Stand von 1936 stehenbleiben?

Und so entstanden in verschiedenen Ländern allmählich abgewandelte oder sogar neue Blütenmittel, die von dem auf Tradition bedachten Bach-Zentrum zwar heftig bekämpft werden, aber offensichtlich auch gute Wirkung zeigen. Solche Blütenessenzen aus einheimischen Wildpflanzen und, wie es heißt, von zum Teil hervorragender Qualität kommen aus Kalifornien, der Schweiz, aus Deutschland, Australien, Asien, Neuseeland, Brasilien und sogar aus England. Am bekanntesten sind bei uns derzeit noch die kalifornischen Blütenessenzen, die in Herstellung und Anwendung vollkommen identisch mit den Original-Bach-Blüten sind.

Aber auch in Deutschland werden aus heimischen Wildpflanzen Blütenmittel hergestellt, die in der Wirkung den englischen zumindest gleichwertig sein sollen. In einem Fall wird übrigens die Art der Zubereitung verändert. Ein deutscher Hersteller (Korte) dieser Blütenmittel legt Wert darauf, daß die Energie seiner heilenden Pflanzen nicht von gepflückten und damit toten Blüten stammt. Um die Energie lebenden Pflanzen zu entnehmen, benutzt er einen speziellen Quarz als Vermittler, der die Energie der Pflanze aufnimmt und diese nachher auf Wasser überträgt. Dabei wird die Pflanze nicht beschädigt.

205

Neue Methoden zur Blütenauswahl

Trotz Bachs Anspruch, daß es jedem möglich sein müsse, mühelos die für ihn passende Blüte zu finden, hat die Praxis oft genug erwiesen, daß es selbst für erfahrene Therapeuten nicht immer leicht ist, ihren Patienten zu der richtigen Blütenmischung zu verhelfen, und Laien sind damit häufig völlig überfordert. Deshalb sind mittlerweile auch neue Methoden entwickelt worden, die die Auswahl der richtigen Blüten erleichtern sollen. Dazu gehören, selbstverständlich in Verbindung mit dem etwa einstündigen psychologischen Gespräch, das die Grundlage jeder Blüten-Therapie bildet, vor allem die Verwendung von Blütenkarten, der Greiftest, das Pendeln, der sogenannte kinesiologische Muskeltest und das Horoskop. Die Reutlinger Ärztin **Britta Nübel**, eine langjährige und versierte Blüten-Therapeutin, hat mit all diesen Methoden gearbeitet. Dies sind ihre Erfahrungen:

Blütenkarten: Es gibt sowohl für die 38 Bach-Blüten als auch für die 72 bekanntesten kalifornischen Blüten Bildkarten (erhältlich in esoterischen Buchläden; empfehlenswert sind z. B. die Blütenkarten aus dem Aurum Verlag). Die Therapeuten bitten die Patienten, aus den Bildkarten diejenigen auszuwählen, von denen sie sich besonders angesprochen fühlen, und verordnen ihnen dann eine Mischung aus genau diesen Blüten. Vor allem für Kinder soll diese Methode hervorragend geeignet sein.

Greiftest: Zum sogenannten Greiftest werden nach dem ausführlichen Gespräch über die Zusammenhänge zwischen seelischen Ursachen und körperlichen Beschwerden alle Stock bottles vor dem Patienten ausgebreitet. Dann bittet man sie, diejenigen Blüten auszuwählen, von denen sie sich intuitiv besonders angesprochen fühlen; allerdings sollten es nicht mehr als sechs sein. Der Greiftest kann blitzschnell oder bedächtig ausgeführt werden, je nach Temperament des Patienten, jedoch sollte mit der linken Hand gegriffen werden und stets bei geschlossenen Augen. Häufig werden mit dieser Methode erstaunlich präzise Ergebnisse erzielt. Manchmal spiegeln die Greiftestblüten allerdings auch nur ganz banale Alltagserlebnisse wider. Deshalb ist es unbedingt wichtig, daß dieser Test nur in Verbindung mit einem psychologischen Gespräch durchgeführt wird.

206

Fragebogen: Die deutsche Bach-Blüten-Päpstin Mechthild Scheffer hat einen Fragebogen entwickelt, mit dem man einen guten Überblick über die Problemstruktur des Patienten gewinnen kann. (Auch zur Selbstbefragung gut geeignet.) Er ist in dem bereits erwähnten Buch von Mechthild Scheffer („Selbsthilfe durch Bach-Blüten-Therapie", Heyne Verlag) abgedruckt und kann wertvolle Zusatzinformationen vermitteln, aber das psychologische Gespräch nicht ersetzen.

Pendeln: Wer die Technik des Pendelns beherrscht, kann recht gute Ergebnisse erzielen, wenn er im Anschluß an das Gespräch die passenden Blüten mit Hilfe des Pendels aussucht. Allerdings kostet das Pendeln auch Therapeuten, die in dieser Technik erfahren sind, eine Menge Kraft. Deshalb sollte die Methode nur dann angewendet werden, wenn die Ergebnisse des Greiftests bzw. anderer Maßnahmen, die auf der Eigeninitiative des Patienten beruhen, nicht ausreichen.

Kinesiologischer Muskeltest: Die Kinesiologie (auch unter der Bezeichnung „Touch for health" bekannt), arbeitet mit der Technik, nicht den Kopf eines Menschen zu befragen, sondern seinen Körper. Denn der Körper, so die Kinesiologen, lügt im Gegensatz zu seinem Besitzer nie! Mit dem sog. kinesiologischen Muskeltest läßt sich auch herausfinden, welche Bach-Blüten für den Patienten in Frage kommen. Das geht so: Der Patient hält seinen Arm im Winkel von 45 Grad ausgestreckt, und dann stellt ihm der Therapeut Fragen: entweder nur verbal („Benötigen Sie diese Essenz?"), oder er zeigt ihm ein Bild oder ein Fläschchen und stellt ihm die entsprechende Frage. Dann versucht der Therapeut, den Arm mit sanftem Druck nach unten zu drücken. Reagiert der Arm darauf kräftig – rastet er ein, wie die Kinesiologen sagen – und bleibt trotz des Drucks in der gleichen Stellung wie vorher, bedeutet das: Der Körper antwortet mit ja. Ist der Arm schwach, läßt er sich leicht wegdrücken, so heißt das: Der Körper antwortet mit nein. So werden nacheinander die für die Mischung notwendigen Essenzen ermittelt. Der Patient, so die Kinesiologen, braucht sie dann gar nicht einmal unbedingt einzunehmen. Wenn ihm in einem ausführlichen Gespräch erklärt und dadurch bewußt gemacht wurde, warum ihm diese oder jene Blüte helfen würde, reicht es oft schon, wenn er das Fläschchen in seiner Hosentasche mit sich herumträgt und immer wieder einmal daran denkt.

207

Horoskop: Astrologisch versierte Blüten-Therapeuten schließlich ziehen bei der Untersuchung nach Möglichkeit auch das Horoskop des Patienten zu Rate. Aus der dort ersichtlichen Verteilung auf die verschiedenen Häuser bzw. Planeten lassen sich präzise Rückschlüsse auf die charakterliche Grundstruktur eines Menschen gewinnen. Alle diese Methoden, so betont Britta Nübel, sind jedoch nur zusätzliche Hilfen. Das wichtigste Mittel, die emotionalen Problemzonen eines Menschen zu erkennen, ist und bleibt das persönliche Gespräch.

Erfahrungsberichte: fünfzehn Jahre Bach-Blüten-Therapie in Deutschland

Es hat einige Jahrzehnte gedauert, bis die Bach-Blüten über die Grenzen Englands hinaus bekannt wurden. Die ersten Nicht-Engländer, die sich für diese Therapieform interessierten, waren die Schweizer. Ende der siebziger Jahre erschienen schließlich Bachs Bücher auch erstmalig in deutscher Sprache – der Autor Wulfing von Rohr hatte „Heile dich selbst" im Eigenverlag herausgegeben, wenig später folgten bei Hugendubel unter dem Titel „Blumen, die durch die Seele heilen" Bachs „Die 12 Heiler" (mittlerweile auf 38 ergänzt) und die Erklärungen seines Freundes und Mitkämpfers Wheeler.

Fasziniert von den damals noch überaus gewagt scheinenden Thesen, aber durchaus skeptisch, machten sich die ersten deutschen Ärzte, Heilpraktiker und auch Laien daran, zu überprüfen, ob an den Bachschen Thesen – und natürlich auch an seinen Essenzen – etwas dran wäre. Der unerwartete Erfolg führte dazu, daß 15 Jahre später Bach-Blüten nicht nur auf dem Buchmarkt, sondern auch in den Praxen vieler Ärzte und Heilpraktiker verwendet werden. Sie sind mittlerweile so „etabliert", daß selbst Schulmediziner, die die Blütenmittel nicht verordnen, häufig erklärend hinzufügen, daß sie diese Therapieform keineswegs ablehnen, ihnen fehle lediglich die Erfahrung damit!

Unter den Ärzten und Heilpraktikern, die schon seit über zehn Jahren häufig oder sogar überwiegend mit den Blüten arbeiten, gibt es die Vertreter der klassischen Bach-Blüten-Therapie ebenso wie die Pioniere, die nach immer neuen Wegen suchen, die Wirksamkeit der Blüten noch zu erhöhen.

Der Münchner Internist und Arzt für Naturheilverfahren **Dr. Thomas Ortner** gehört zu den Medizinern, die eher konservativ mit der

Blüten-Therapie umgehen. Sein Urteil über die Wirksamkeit der Blütenmittel ist dagegen alles andere als konservativ: „Meiner Meinung
nach sind sie von allen Naturheilmitteln so ziemlich die einzigen, die
auf lange Sicht wirklich helfen. Allerdings braucht diese Therapieform Zeit – oft mehr, als in einer normalen Kassenpraxis für jeden
einzelnen Patienten zur Verügung steht. Mit einem Gespräch stimme
ich die Patienten zunächst auf ihr Problem ein und versuche dann,
durch präzise Fragen zu erreichen, daß sie selbst die Ursache ihrer
negativen Gemütszustände herausfinden. Dabei gibt es so gut wie nie
Schwierigkeiten, die Patienten sind ja heilfroh, wenn sie mit jemandem über ihre Probleme sprechen können. Dann zeige ich ihnen das
Set mit den 39 Essenzen und bitte sie, der Reihe nach intuitiv die drei
Fläschchen auszuwählen, die eine Lösung ihrer Probleme bewirken
könnten. Ich notiere dann die Reihenfolge, in der sie ihre Auswahl
treffen, und habe damit bereits eine Hierarchie der Problematik. Früher habe ich gependelt, aber das schließt die Mitarbeit der Patienten
aus, deshalb habe ich damit aufgehört. Nach Indikationen verschrie-
ben habe ich dagegen nie. Die Blüten wirken ja auf einer ganz anderen Ebene, da, wo der Intellekt keine Rolle spielt. Bach selbst hat ja
auch intuitiv gearbeitet. Alles, was danach an Methoden entwickelt
wurde, war nur ein Versuch, denen, die diese Intuition nicht haben,
eine Art Gebrauchsanweisung an die Hand zu geben. In dem Moment,
in dem der Patient zum Fläschchen greift, greift er gleichzeitig die
emotionalen Gründe für dieses Problem aus der Tiefenebene heraus.
Die Arbeit des Therapeuten ist es dann, dem Patienten die unbewußten Ursachen auf der Bewußtseinsebene begreiflich zu machen. Wenn
er eine Blüte gezogen hat, spreche ich mit ihm über die Bedeutung.
Und auch wenn er dann das, was die Blüte über ihn aussagt, weit von
sich weist – „Ich bin doch kein Haustyrann – (vine) –, das trifft nie und
nimmer auf mich zu!" –, dann verunsichert mich das nicht im geringsten. Zumindest macht den Patienten diese Zuordnung ein wenig nach-
denklich, und damit ist er bereits für das Thema sensibilisiert.

Natürlich gibt es auch Mißerfolge. Wenn trotz Leidensdruck auch
weiter die Gewohnheiten im Denken, Fühlen und Handeln vorherr-
schen, ist es bisweilen hilfreich, sich an die Bedeutung des Wortes
„Patient" zu erinnern – hat der Zustand doch etwas mit „Dulden" und
„Geduld" zu tun. Bach-Blüten können wesentlich dazu beitragen, die
Resignation zu überwinden und in Akzeptanz zu transformieren, so

daß aus dem passiven Erdulden ein aktives Aushalten wird. Die sehe ich als einen der Kernpunkte der esoterischen Behandlungsweise von Edward Bach an.

Mit seiner Therapie ist es wie in der Musik: Die wirklich großen Komponisten – Mozart, Bach, Brahms etc. – haben ihre Kompositionen nicht geschrieben, sie haben sie intuitiv „gehört" und stellen anderen Musikern das, was sie gehört haben, als Noten zur Verfügung. Die wirklich großen Werke sind nichts Erdachtes, sondern etwas, das schon immer bestanden hat. Es bedurfte nur eines großen Komponisten, diese Musik zu hören und aufzuschreiben. Ein weniger begnadeter Musiker jedoch muß die Noten spielen, wenn er die Musik hören will. Ebenso gebe ich dem Patienten die Blüten, die Bach intuitiv gefunden hat. Und wenn der Patient „hört", was sie ihm sagen, was sie in ihm bewirken, dann erfährt er vielleicht, was er in Wirklichkeit ist: nämlich ein Wesen, das in seinem Innersten vollkommen war und die Chance hat, es auch wieder zu werden.

Ich empfehle, die Bach-Blüten vier Mal am Tag einzunehmen, damit durch die viermalige Wiederholung der Einnahme das Thema immer in sein Bewußtsein gehoben wird – so lange, bis der Patient die Einnahme vergißt. Das ist dann fast immer ein Hinweis darauf: Er befindet sich auf dem Weg der Heilung. Ich denke, daß ich mit meiner Vorgehensweise recht nah an dem ursprünglichen Bachschen System bin. Wir dürfen sein Werk nicht völlig verändern, aber wir dürfen es um unsere eigenen Erfahrungen erweitern und aufbauen. Wenn man Bach nur gedankenlos imitiert, macht man ihn kleiner. Dann verhält man sich so wie der Solist in einem Konzert, der zwar immer nach den Noten desjenigen spielt, der sie komponiert hat, aber stets versucht, sich in den Komponisten hineinzuversetzen: So hätte Mozart diese Passage gespielt! In Wirklichkeit weiß er natürlich nicht, wie Mozart dies gespielt hätte, er stellt es sich nur in seiner Phantasie vor. Das bringt jedoch nichts. Er spielt erst dann wirklich gut, wenn er die vorgesehenen Noten – frei von seinen Intentionen – klingen läßt und so mit Leben erfüllt."

Die Reutlinger Ärztin und Astrologin **Britta Nübel** gehört zu den progressiven Blüten-Therapeuten, die zwar auf den Bachschen Erfahrungen aufbauen, aber auch mit anderen Blütenessenzen arbeiten und Erfolge und Mißerfolge der verschiedenen Essenzen und Techniken kritisch gegeneinander abwägen.

„Ich habe 60 Luftpunkte in meinem Horoskop, da tut man sich schwer mit der konservativen Schulmedizin. Deshalb habe ich schon frühzeitig während meines Studiums nach alternativen Heilmethoden gesucht. Vor zehn Jahren, als in Deutschland praktisch noch niemand etwas über Bach-Blüten wußte, habe ich bei einem Esoterik-Seminar eine junge Frau aus der Schweiz kennengelernt, die ständig Tropfen aus kleinen Fläschchen einnahm. Sie erzählte mir, daß es sich um Bach-Blüten handelte, die ihre Mutter für sie zusammengemischt habe. Ihre Mutter arbeite schon lange mit dieser englischen Heilmethode und wisse eine Menge darüber. Ich bin daraufhin zu ihrer Mutter in die Schweiz gefahren, habe mich von ihr befragen lassen, und dann hat sie mir eine Flasche zusammengemischt – ich weiß heute gar nicht mehr, was drin war. Zunächst passierte nicht viel, außer daß ich das Gefühl hatte, mein Gemüt sei insgesamt heller geworden. Dann habe ich angefangen, selbst herumzuexperimentieren und geriet plötzlich in eine Scheinschwangerschaft mit allen typischen Symptomen. Als ich mit Hilfe eigener Mischungen und kritischer Selbstanalyse allmählich begriff, was mein Körper mir damit ins Gedächtnis rufen wollte, fiel es mir wie Schuppen von den Augen – und im gleichen Moment wurde mein Bauch flach wie ein Luftballon, in den jemand mit einer Nadel gestochen hatte. Das war für mich eine Art Schlüsselerlebnis. Daraufhin bin ich dann mit meiner ganzen Energie in die Bach-Blüten-Therapie eingestiegen. Ich habe diverse Kurse bei Mechthild Scheffer besucht, die damals gerade die Bach-Blüten-Päpstin von Deutschland wurde und es in gewisser Weise wohl auch heute noch ist. Nach fast zehnjähriger Erfahrung mit zahllosen Patienten und auch jahrelangen Selbstversuchen benutze ich zwar auch heute noch häufig die klassischen Bach-Blüten, aber ich arbeite auch viel mit anderen Blütenmitteln, vor allem mit kalifornischen Essenzen und Amazonas-Orchideen. Die kalifornischen Blüten sind in ihrer Herstellung und Anwendung völlig identisch mit den Original-Bach-Blüten, aber es gibt von ihnen mittlerweile weit über 100 Sorten. Sie bieten ganz spezielle Themen an, die über die Bereiche der Bach-Blüten hinausgehen und diese verfeinern und differenzieren. Ich verordne sie gern zusätzlich zu den englischen Blüten. Die Orchideenessenzen (19 Amazonas-Orchideen, ein Flußpräparat) sind energetisch hochwirksame Präparate, aber noch nicht so gut erforscht wie die anderen Blütenessenzen. Sie werden immer nur einzeln verordnet und müssen vorher gut ausgetestet werden, weil sie auf der energetischen Ebene gravierende Prozesse in Gang bringen, die unvorbereitete Patienten völlig überfordern würden. Es ist ratsam, vor einer Orchideen-Therapie zunächst über einen längeren Zeitraum englische oder kalifornische Blüten einzusetzen.

Ich bin mittlerweile davon überzeugt, daß die emotionalen Grundstimmungen, wie sie Bach beschreibt, im Menschen niemals isoliert vorkommen. Das ist wie mit den archetypischen Grundmustern im Horoskop, die man auch nicht einzeln, sondern nur in ihrer Gesamtheit betrachten kann. Deshalb mische ich für meine Patienten fast immer mehr als die sechs Essenzen zusammen, die Bach als Höchstgrenze empfohlen hat. Und ich verordne die Tropfen auch nicht nur zum Einnehmen, sondern auch als Badezusatz (10 – 20 Tropfen aus der Stock bottle), als Zusatz zu feuchten Umschlägen, oder ich rate, ein paar Tropfen in die Haut der Problemzone einzureiben. Bei Babys reicht es oft, wenn man ihnen das Fläschchen ins Bettchen legt. Sie brauchen die Tropfen gar nicht einzunehmen.

Unvermischte Einzelblüten bekommen nur die Skeptiker unter den Patienten, die übrigens bei den Erwachsenen sehr verbreitet sind, bei Kindern dagegen nicht. Denjenigen, die zunächst nur mal neugierig sind und wissen möchten: Was passiert denn eigentlich, wenn ich die Blüten einnehme?, verabreiche ich die Skepsisblüte Gentian, und dann laufen manchmal die erstaunlichsten Dinge ab! Je akuter das Problem, desto schneller erfolgt meist die Reaktion – wenn die Blüte stimmt. Die Methode Pi mal Daumen schadet zwar nichts, aber sie nützt auch nichts. Am besten verläuft die Therapie immer noch, wenn jemand offen ist, frei von einer Erwartungshaltung, aber bereit, sich selbst in Frage zu stellen.

Wenn man auf dem richtigen Weg ist, taucht die echte, die tiefverwurzelte Problematik plötzlich häufig im Traum auf. Es scheint, daß das Unbewußte dann schon zu arbeiten begonnen hat, und so kommt das Problem auf diesem Weg ganz allmählich ans Licht des Bewußtseins. Manchmal erlebt man so schnelle Erfolge, daß selbst der Therapeut verblüfft ist. So habe ich es einmal erlebt, daß eine Patientin, die seit Jahren an einer chronisch verstopften Nase litt und nicht mehr ohne Nasentropfen leben konnte, zehn Stunden nach der ersten Sitzung entzückt anrief, weil ihre Nase völlig frei war. Und dabei hatte ich nicht mehr getan, als ihr einen Tropfen Cherry Plum auf die Nasenflügel zu streichen! Die Behandlung war zwar deshalb noch lange nicht beendet, die Ursachenfindung freilich kam erst ganz allmählich in Gang, aber der spontane Erfolg hat sie – und natürlich auch mich – sehr motiviert. Doch solche schnellen Erfolgserlebnisse sind längst nicht die Regel. Insgesamt ist die Blütenauswahl eine Kunst, die sehr viel leichter aussieht, als sie in Wirklichkeit ist. Und sich selbst zu therapieren ist am allerschwersten. Wenn es um mich selbst geht, stehe ich, nach zehn Jahren Erfahrung, immer noch oft genug da wie der Ochs am Berg. Wenn man als Amateur andere diagnostiziert, sollte man sich auf Familienmitglieder, nahe Freunde und solche Menschen beschränken, die man wirklich gut kennt. Bei Fremden und Kollegen kann man das wie ein Gesellschaftsspiel betreiben – welche Persönlichkeitsblüte, Typmittel für welchen Charakter – aber nicht dazu übergehen, Empfehlungen abzugeben."

Seit einigen Jahren unterrichtet Britta Nübel künftige Blüten-Therapeuten an der Heilpraktikerschule und veranstaltet außerdem auch Ausbildungskurse für Menschen, die gern professionell mit den Blüten arbeiten möchten, aber selbst weder Arzt noch Heilpraktiker sind. Aus rechtlichen Gründen (der Titel Therapeut ist geschützt) werden bei ihr die Kursteilnehmer offiziell zu Blüten-Beratern ausgebildet. Wer sich für diesen Kurs interessiert (er findet an acht Sonntagen innerhalb eines Jahres statt), kann sich an die folgende Anschrift wenden: Prometheus, Forum für Astrologie und Psychologie. 72760 Reutlingen, Ludwig-Pfau-Str. 55, Tel. 07121/339681.

Die Heilpraktikerin und Blüten-Therapeutin Birgit F. arbeitet in der internistischen Praxis ihres Mannes mit. Wenn es da mit der schulmedizinischen Behandlung manchmal nicht recht weitergeht oder wenn unerklärliche Blockaden auftauchen, übernimmt sie. Mittlerweile hat sich der Erfolg ihrer Therapieart (die den Menschen in der bayerischen Kleinstadt zunächst noch suspekter vorkam als vielen anderen) so herumgesprochen, daß manche Patienten schon bei der Anmeldung ausdrücklich um einen Bach-Blüten-Termin bitten.

„Wie geht`s denn heute? – Das ist die Standard-Formel, mit der ich das Gespräch eröffne, und dann sagen die Patienten meistens automatisch: „Ach, danke, gut." Dann fahre ich fort: „Und wie geht`s der Seele?", und dann legen sie oft los, als würden Schleusen geöffnet. Eheprobleme, Schwierigkeiten mit den Kindern, berufliche Krisen –

die Seelen der meisten Menschen sind voll davon. Nicht nur die der Erwachsenen, auch Kinder haben oft schon seelische Probleme, oder sie übernehmen die ihrer Eltern und tragen diese quasi stellvertretend für sie aus. Wenn ein Kind Bach-Blüten bekommt, sollen am besten beide Eltern ebenfalls damit behandelt werden. Wenn der Vater sich schon nicht überreden läßt (was ziemlich häufig der Fall ist), sollte zumindest die Mutter die Blüten nehmen. Bei dem Satz: „Mein Mann kümmert sich um überhaupt nichts", gibt's immer Gentian."

Jede erste Mischung sollte Star of Bethlehem beinhalten. Das ist der Seelentröster, wenn Nachwirkungen von alten Wunden allmählich ans Licht des Bewußtseins kommen oder wenn bei den Patienten Gefühle hochkommen, mit denen sie nicht recht umgehen können. Möglicherweise liegt es an Star of Bethlehem, daß ich – bei mehreren hundert dokumentierten Fällen – noch nie die berüchtigte Erstverschlechterung beobachtet habe, von der bei meinen Kollegen ziemlich häufig die Rede ist. Was sonst noch in die erste Mischung kommt, hängt vom Ausgang des Gespräches ab, und natürlich lasse ich die Patienten auch selber die Blüten aus dem Set ziehen. Im übrigen gehe ich immer von der Prämisse aus: Ich will den Patienten nicht ändern, hier geht es um das, was *er* erreichen will. Die Resonanz ist fast immer positiv. Manchmal gibt es Erfolge, die ich mir selbst nicht erklären kann. So habe ich zum Beispiel einmal für die Mutter eines kleinen Bettnässers eine Mischung zusammengestellt, und das Kind hat nie wieder ins Bett gemacht. Ich weiß natürlich, daß Kinder häufig die Ängste ihrer Mütter austragen, aber daß die Zusammenhänge manchmal so deutlich sind, verblüfft selbst mich immer wieder aufs neue. Oder da war der Patient, der wegen angeblichem Streß und hoher Cholesterinwerte schon seit sechs Jahren immer wieder einmal in die Praxis kam. Eines Tages hat ihn mein Mann an mich weitergeschickt. In dem langen Gespräch ging es immer nur um seinen Streß. Dann habe ich ihn die Blüten ziehen lassen. Er zog nicht, wie erwartet, die Streßmischung Olive, Elm etc., sondern die „schwarzen" Blüten, schwärzer, am schwärzesten, die auf eine tiefe Depression hinweisen. Als ich ihm das sagte , brach alles aus ihm heraus: Er hatte ein schwerbehindertes Kind, von dessen Existenz in den sechs Jahren nie jemand erfahren hatte. Nun endlich konnte er über seinen tiefen Schmerz reden. So benutze ich die Blüten, um mit jemandem ins Gespräch zu kommen.

Normalerweise mache ich dann eine Mischung aus vier Essenzen, manchmal drei, selten darunter. Nach eine Woche lasse ich mich zurückrufen, und ich bitte die Patienten außerdem, ein kurzes Tagebuch zu führen. Zwei, drei Sätze pro Tag, mehr nicht, damit sie sich selbst unter Kontrolle haben und bewußter mit sich umgehen. Es ist praktisch immer eine Besserung zu bemerken. Manchmal ändere ich die Mischung nach der ersten Woche noch ein wenig ab. Wenn die Patienten dann eines Tages vergessen, die Blüten zu nehmen, weiß ich: Nun ist die Therapie abgeschlossen, jetzt brauchen sie mich nicht mehr. Zum Schluß noch ein Tip: 5 Tropfen Elm in die Badewanne ist ein phantastisches Mittel zur Entspannung!

Das Schlußwort soll schließlich eine Patientin und begeisterte Bach-Blüten-Amateurin haben, die Berliner Lehrerin **Edith Gast:**

Meine Nichte besuchte die Heilpraktikerschule und brachte mir eines Tages ein Buch über Bach-Blüten und ein Fläschchen Elm mit. Ich habe gleich in dem Buch nachgelesen, was da über Elm stand: die Blüte der Starken, die einen Moment der Schwäche haben und meinen, sie können nicht mehr. Ich fand das ziemlich harmlos, habe weitergelesen und gedacht: Da wären andere Blüten für mich aber viel besser geeignet gewesen, aber mir die zu schenken, hat sich meine Nichte wohl nicht getraut. Immerhin war ich so beeindruckt, daß ich ein einwöchiges Bach-Blüten-Seminar mitgemacht habe. Da habe ich es durch Rollenspiele gelernt, die einzelnen Blüten-Typen zu verinnerlichen, auch die, mit denen ich mich eigentlich nie identifizieren konnte: Larch zum Beispiel, die Minderwertigkeitsgefühl-Blüte. Dann habe ich mir schließlich in der Apotheke mit Privatrezept das ganze Set gekauft und begonnen, meine ganze Umgebung damit zu beglücken. Ich habe einfach gesagt: „Auch wenn du nicht dran glaubst, probiere es einfach mal aus!"

Ich mische nicht mehr als zwei, höchstens drei Essenzen zusammen. Wie lange? Keine Regel, wenn meine Bekannten die Blüten nicht mehr brauchen, vergessen sie ohnehin die Einnahme. Das Thema ist dann für sie erledigt. Die Freunde sagen oft, es wirkt Wunder. Ich nehme das aber gelassen hin und denke, es wird schon okay so sei. Allerdings sehe ich die Gefahr, daß manche davon richtig abhängig werden. Eine Freundin ist Sängerin, und vor jedem Auftritt verlangt sie sie Larch und Rescue. Ich sage ihr, du kannst doch nicht dauernd Rescue nehmen! Nicht, weil die Blüten über längere Zeit schädlich werden könnten. Es ist einfach das Risiko, davon abhängig zu werden. Als Abhängiger kann man ja regelrecht in einen Zustand der Hysterie verfallen, wenn man zum Beispiel auf einer Reise feststellt, daß man sein Fläschchen vergessen hat. Aber dazu besteht eigentlich kein Grund. Ich sage meinen Freunden immer: „Wenn du das Fläschchen vergessen hast, dann ist das der beste Beweis dafür, daß du es eigentlich gar nicht brauchst." und mische in die nächste Flasche etwas gegen ihre Abhängigkeit.

Bibliographie

Bücher in englischer Sprache:
Vom englischen Bach-Zentrum in Mount Vernon herausgegeben:
Dr. Bach, Edward; Die Originaltexte:
The Twelve Healers and other Remedies: The C. W. Daniel Company Ltd., 24. Auflage
Heal Thyself: The C. W. Daniel Company Ltd., 27. Auflage
Howard, Judy: The Bach Flower Remedies Step by Step. The C. W. Daniel Company Ltd., 1992
Howard, Judy: Bach Flower Remedies for Women. The C. W. Daniel Company Ltd., 1992
Ramsell, John: The Bach Flower Remedies, Questions and Answers. The C. W. Daniel Company Ltd., 1986 und 1991
Hyne, Jones, T. D. Dictionary of the Bach Flower Remedies. The C. W. Daniel Company Ltd., 1976-93

In deutscher Sprache:
Aus der Fülle der Bach-Blüten-Literatur einige empfehlenswerte Titel:
Bach, Edward: Blumen, die durch die Seele heilen, Hugendubel Verlag, München 1976 ff. Enthält sowohl die Originaltexte zur Anwendung der 38 Blüten „The twelve Healers" als auch seine Philosophie „Heal Thyself"
Scheffer, Mechthild: Selbsthilfe durch Bach-Blüten-Therapie. Heyne, München 1993, 15. Auflage
Blome, Götz, Dr. med.: Das neue Bach-Blüten-Buch, Hermann Bauer Verlag, Freiburg 1992
von Rohr, Wulfing und Kraaz von Rohr, Ingrid S.: Die sieben Heiler, Fischer Verlag, 1992
Wenzel, Irmgard: Heilen mit Blütenenergien nach Dr. Bach, Falken-Bücherei, Falken Verlag, 1991 und 1993
Schmidt, Sigrid: Durch Bach-Blüten zu Wohlbefinden und innerer Harmonie, Gräfe und Unzer, 1993